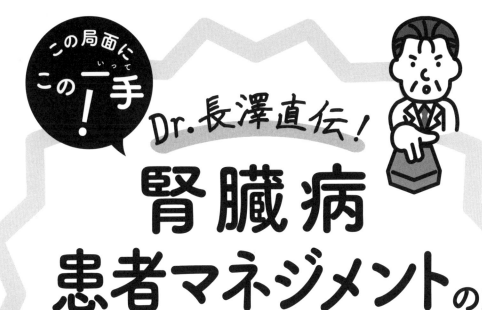

この局面にてこの一手！

Dr.長澤直伝！

腎臓病患者マネジメントの定跡

著
長澤将（たすく）
東北大学病院
腎・高血圧・
内分泌科講師

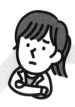

🌑 **Kinpodo**

推薦のことば

　『この局面にこの一手！　Dr.長澤直伝！　腎臓病薬物療法の定跡』（金芳堂）など腎臓病治療に関する多くの著書を上梓されている長澤将先生が、新たに金芳堂で腎臓病患者マネージメントをテーマに本書を執筆されました。

　初学者のみならず腎臓病診療を専門としない実地医家にとって、何気なく行っている腎臓病患者に対するマネージメントについてアカデミックな視点とプラクティカルな視点をバランスよく取り入れて書かれており、とても腑に落ちる内容になっています。ユーモアあふれる軽妙な対話形式も楽しく、気楽に読んでいただきたい一冊として推薦いたします。

　さて、エビデンスやガイドラインに記載されている内容は、手っ取り早く、ある程度妥当な選択肢を示してくれるかもしれませんが、実地臨床で遭遇する症例に盲目的に適応することはできません。ガイドラインの推奨の背景にある知見やロジックを理解したうえで、目の前の患者さんをトータルで捉えながら社会的なことも含めたリアルワールドを考慮して個別に最適化することが求められます。

　本書は、長澤先生と先生が指導する若手の先生との焼き肉屋などでの軽妙な問答を通して、腎臓病患者のマネージメントに必須なテーマについてわかりやすく解説されています。減塩やカリウム制限など、日常診療でごくごく一般的でありながら必ずしも深く掘り下げられない話題について、日本人の統計データや研究の流れなどに触れながら、現場で実践するうえでのポイントを理解することができる内容になっています。会話内に随所に出てくるお酒、料理、本、映画の話も長澤先生の幅広い知識がうかがえるとともに、あたかも実際に連れて行った/連れて行ってもらったお店でのやりとりを疑似体験しているように感じられ、あっという間に読み進めることができます。

　また後半部分で取り上げられた国の制度と患者レベルでのお金の問題は、実地医家にとって必読の内容になっています。研修医の入門書としてのみならず、指導医の先生にとっても知識を整理できる良書として推薦いたします。

2022年2月
琉球大学病院血液浄化療法部 診療教授
古波蔵健太郎

はじめに

　東北大学病院の腎臓内科の長澤　将です。

　今回は前作の「薬物療法」の土台に相当する部分としての栄養や運動の基本的要素を解説しました。加えて、患者さんが使える医療制度についても書いております。

　医学書となるとどうしても「どの病気にどの薬を使うのか!?」ということに目が行きがちですが、薬の効果を最大限に活かすためには、この土台となる栄養や運動がしっかりしている必要があります。これらについて、エビデンスがある部分を中心に解説しています。

　診察室で会う患者さんは医師−患者の関係ですが、病院を一歩出れば、社会では上司として、あるいは部下として、家庭では父として夫として（母として妻として）生活しています。「美味しいものを食べたい！」という思いや、「もう少し運動をしなきゃいけないよな〜」などという思いを持っているはずです。そのような患者さんたちが治療に向き合ってもらう手伝いをするために、我々が食事や運動などのエビデンスをもとに落としどころを見つけていく必要があると考えています。

　さらに、医療費で困っている患者さんは結構います。「え〜っ、いないよ！」という場合は、患者さんが言い出していないだけかもしれません。本書を読んで、使えそうな部分があれば患者さんに提案してみてはいかがでしょうか？

　本作も前作に続き、初期研修医の古賀先生、専攻医の里見先生の名コンビとともに進行しています。研修が進んだ古賀先生の成長を楽しんでいただきつつ、腎臓内科の専攻医だったら里見先生のレベルが一つの到達目標になると思っております。

　この本は医師だけのものだけではなく、ぜひ保健師や看護師、薬剤師、栄養士、理学療法士、作業療法士などの運動療法を提供する方、そして製薬企業間連のMRやMA、MSなどの方も読むとよろしいかと思います。

　もちろん、医療とはあまり関係ない方には、前回好評だった会話を娯楽的に読んでいただければ嬉しいです。

　最後に本書の制作にあたり、前作に続いて編集を担当していただいた金芳堂の藤森祐介さま、「恥ずかしがり屋の熊さん」（名前の由来は前作をご覧ください）とその仲間たち（加わりました）、私をはじめ古賀先生、里見先生の絵を生み出して、本書の素敵なデザインを描いてくださったnaji designさんにこの場を借りて感謝を申し上げます。

　いつも申し上げますが、本書を7回読んでいただき、いつでも本書に書いてあることを引き出して使えるようにすると役立つと思います。

　最後に本書の執筆中に亡くなった田熊淑男先生。私が中学生時代に祖母の主治医をしていただき（それは後日両親から聞いたのですが）、潜在的に腎臓内科を目指すきっかけになったと思っています。後期研修医時代から指導をいただき、本当にありがとうございました。

　この場を借りて感謝を申し上げます。

2022年2月

長澤　将

目次 contents

🗂 コラム

腎臓病に糖質制限は？……21／バナナより怖いもの……53／炭酸飲料でアシドーシスが悪く
なりますか？……58／どんな環境で映画を観ていますか？……72／楽しく運動する時代にな
りそうな良い予感……87／これまで読んだ漫画で面白かったのは？……96／どのような人の
曲を聴いていますか？……108／自分に余裕があるといいですね……125／海外の貧困……
139／産業医的視点……144

プロローグ

登場人物紹介

Dr.長澤（長澤先生）

卒後20年を迎える腎臓内科に勤務する指導医。日々悩んでいる研修医、専攻医たちの意欲をそがぬよう、根気よく、わかりやすくいろいろ教えてくれる。話は脱線しがちでしかもその内容は驚くほど専門と無関係。「人生において腎臓内科以外の周辺知識が大事」と考えているらしい。

里見先生

5年目の専攻医。実務は一通りこなせる。そろそろ専門医試験。時々口調がきつくなることもあるが、腎臓内科で期待されている勉強熱心なホープ。買い物に行ってもついつい医学書コーナーに寄ってしまうほど（電子書籍より紙の本が好きらしい）。お菓子作りも得意。職場では後輩に教えることは好きだが、脱線しがちな長澤先生の話を軌道修正しなければならない使命感に駆られている。

古賀先生

初期研修医2年目。性格は少し天然で里見先生をイライラさせることがある。後輩ができ「自分よりできるんじゃないか？」とドキドキしていたが、先輩として頼られるのがくすぐったい日々。『この局面にこの一手！　Dr.長澤直伝！　腎臓病薬物療法の定跡』で学んだ知識をもとに張り切って地域実習に赴いたものの「何かまだ知識が足りない、経験不足だな……」と感じ、今回もう一度腎臓内科を回ることを決意。

イントロダクション

　とある市中病院の腎臓内科では、以前回った研修医がもう1回研修する話で盛り上がっています。どうやら薬物療法だけではなく、その土台を知りたいらしいです。というわけで『この局面にこの一手！　Dr.長澤直伝！　腎臓病患者マネジメントの定跡』が幕を開けます。

「先生！　古賀先生がもう一度腎臓内科回るんですって！」

「ほう、それは嬉しいね。彼ってそんなに腎臓内科に興味があったっけ？」

「コミュニケーション能力はまあまあ高かったですが、それほど内科に興味があるタイプでもなかったような印象ですよね。ただ美味しい物を食べたいだけでは？　長澤先

生が餌付けするから……」

「なるほど……そうかもね。そういえば、里見先生はお菓子を作ってあげたの？（『腎臓病薬物療法の定跡』p.173）」

「そんなことを覚えていたんですか……。一応作ったときにあげましたよ。約束したんですから」

「へえ～！　何をあげたの？」

「マカロンを作ってみました♪　お店みたいにカラフルなのをたくさんは作れませんが、使ってしまいたいアーモンドパウダーが家に残っていたので。言っておきますが、古賀先生のためにわざわざ材料を買ってまで作ったわけではありませんから」

「え～、そうなんですか……」

「わっ、いきなり話に入ってきたわね」

「いやぁ、舞台袖で待っていて、どのタイミングで入ればいいかなぁと頃合いを見計らっていました。それはともあれ、マカロン、すごく美味しかったです！」

「でしょ？　私、結構得意なのよ～」

「この二人のコンビだと明るくなっていいね。ところで古賀先生はどうしてもう一度腎臓内科を回ろうと思ったの？　うちの研修って予定に入っていたっけ？」

「もともとのところを変更して回るんですって。少しは成長しているかしらね」

「……。このいじられ方は相変わらずですね。昨年よりは経験は積みましたが、地域医療に行ったとき、もう少し内科のところを勉強したほうがいいなぁと僕なりに思ったんですよ」

「興味深いねえ。どのあたりが？」

「小さな病院だったので、院内でできる検査が限られていましたし、生理検査も心電図くらいしかなくって……。エコーは古いタイプの機械が1台でした。院内検査がほとんどできないために外注検査ばっかりで、以前先生が話されていた生活習慣などの指導の仕方についてもう少し勉強したくなったんです」

「良いところに気づいたね。実際にいつでも何でもできる病院ってそれほど多くないからね。医学生は基本、大学病院や大きめの病院で学生時代を過ごしているから、ほぼすべての検査ができて当たり前だと思っていることが多いけれど、実際に大多数の病院はそんなことはないからね。強いて言えば、"ホテルの料理" と "町中華" の違いかな」

「何ですか、それ!?　相変わらず訳がわからない喩えですよ！」

「いやいや、こういうことだよ。ホテルってお客さんの様々なリクエストに応えるためにメニューが充実しているけれど、値段が高いよね。でも普段食べる町中華は手頃な値段じゃない？　和洋中全部に対応するために、いろいろな食材を用意すると、結局原価が高くなって値段に跳ね返る。その点で町中華の店は、ある程度メニューを絞っているよね」

「でも、中華屋もメニューが多くないですか？」

「私もそう思います」

「ふふふ、町中華歴30年の私から見ると、使われている野菜はどの料理でもそんなに変わらないよ。青椒肉絲だとピーマンが多いとかはあるけどさ。サイゼリヤだってよく見ると同じ食材をうまく使いまわしていると思うよ」

「長澤先生、ファミレスで何を見ているんですか……」

「うーん、基本は美味しいなぁ〜と思って食べるのが主目的なんだけど、いわゆる誰でも知っているチェーン店、例えば吉野家、幸楽苑、ガストなんかでは、よくできたオペレーションだなと思って観察しているよ」

「先生がファミレスに行かれるイメージはありませんでした！」

「行きつけの店に行くことが多いけれど、子どもたちを連れてね。サイゼリヤは東日本大震災の復興支援の一環として、仙台の若林地区にトマト農場を作ったことは知ってる？　良い取り組みだなぁと思ってひそかに応援しているんだ」

「相変わらず脱線しまくっていますが大丈夫ですか？　私が仕切りましょうか？」

「確かに、そのほうがうまくいきそうだけれど、前回の本で、思ったより雑談の評判が良かったんだよね」

「うそぉ……」

「ええ、とても楽しかったです♪」

「ちょっと、あなたねぇ」

「すみません」

「わはは、いいじゃない。世の中に"ここにしかないこと"なんて、ほとんどないんだから、楽しく覚えてもらえればさ」

「はい！　前回、薬物療法についてはいろいろ教えてもらいましたが、外来をするうえでこれだけじゃ何か足りないなと思って、長澤先生が"土台が大事"と言われていたのを思い出しのでここを勉強したほうがいいかなと」

「前の本のこれね」

本来は土台ができてから用いる薬

疾患特異的な薬（主に二次予防）
　自己免疫疾患のステロイドなど
　移植後の免疫抑制薬
　心筋梗塞後の抗血小板薬、スタチン
　心不全後のβ遮断薬、MRA、（SGLT2阻害薬、ARNI）
　COPD（LAMA、LABA）

入院するような
イベントなどの回避
転倒予防
脱水を避ける
肺炎球菌、インフル
エンザワクチン、
新型コロナワクチン
接種

血圧、血糖、体重（体液量）の管理

生活習慣（減塩、禁煙、活動量の高い運動）

「この生活習慣って、具体的には何でしょうか？」

「うーん、明確な定義はないけれど、大きく分けると"栄養"と"運動"がメインになるんじゃないかな。あとは"禁煙"も重要な生活指導になる。里見先生、他に何か思いつく？」

「そう言われると難しいですね。薬を使うことは"薬物療法"でいいですが、長澤先生が仰った部分のほかに、血圧測定や体重測定などは大事な要素になってきますし、ちょっと外れますが、社会保障制度をうまく利用することも診療上重要ですからね」

「確かに社会保障制度のことも患者さんに伝えたほうが診療がスムーズに行えるよね」

「何ですかそれ？　社会保障制度??」

「初期研修医だとあまりわからないかもねえ。里見先生、説明をお願いしていいかな？」

「はい。日本は国民皆保険で全員が原則医療保険を使えますが、皆保険とは別のサービスで、申請すると使えるサービスが存在すると捉えています。例えば高額医療費の限度額申請、指定難病に対する医療費助成制度、自立支援（更生医療）、腎代替療法を受けている場合には特定疾病療養受給者証（マル長）などが入ると思います」

「……ゼンゼンワカリマセン……」

「……。最初はそうだよね。患者さんにとってお金の問題は切実で、お金がないことで治療を中断されることもしばしばあるんだ。そしてこれらの制度ってプル型の制度だからね」

「え、何です？　プル？」

「ユーザーに情報を伝える提供の仕方にはプル型とプッシュ型があって、テレビのCMなんかはプッシュ型（ユーザーは意思に関係なく受動的に情報を受け取る）。ユーザーが自らが情報を取りに行くものをプル型と言うんだ」

「そこまで医師がしなくちゃならないんですか??」

「うーん……。人間ってお金がなくなったり病気で視野が狭くなったりするからねえ。僕たちは治療をしたいのはやまやまだけど、患者さんが治療よりもお金が気になっていると、なかなか話を聞いてもらえないじゃない？　喉がカラカラのときに"まずはお水をどうぞ"と言えたほうがいいよね」

「よく仰られますよね」

「はぁ……まだよくわからないですが……」

「病気になることは、かなりストレスなんだよ。巷で感じるストレスを数値化したランキングがあるんだけど（表1）[1]。

表1 勤労者のストレス点数ランキング（冒頭の数字は順位を示す）

	ストレッサー		ストレッサー
1	配偶者の死	11	転職
2	会社の倒産	12	単身赴任
3	親族の死	13	左遷
4	離婚	14	家族の健康や行動の大きな変化
5	夫婦の別居	15	会社の建て直し
6	会社を変わる	16	友人の死
7	自分の病気や怪我	17	会社が吸収合併される
8	多忙による心身の過労	18	収入の減少
9	300万円以上の借金	19	人事異動
10	仕事上のミス	20	労働条件の大きな変化

（夏目誠. 出来事のストレス評価. 精神経誌. 2008; 110. p184, 表1を参考に作成）

10位内に「死」や「病気」に関わるものが4つも入っているんだ。上位にお金の問題も入っているしね。この著者の夏目誠先生は主婦のストレス評価法や学生のストレス評価なども出していて、それぞれ続報があるから興味があれば読んでみるといいよ」

「はぁ、確かにリストアップされた項目はストレスがかかりそうなことばかりですね」

「診断や治療選択としての医療とはあまり関係がないかもしれないけれど、"全人的"に人を診たいなら、このあたりも知っておいたほうがいい。特に貧困などの問題については『健康で文化的な最低限度の生活』（柏木ハルコ、小学館）や橘玲さんの本をおすすめするよ。他に『貧乏人の経済学　もういちど貧困問題を根っこから考える』（アビジット・V・バナジー他、山形浩生訳、みすず書房）も勉強になる。リアルな話としては『ボトム・オブ・ジャパン　日本のどん底』（鈴木傾城、集広舎）や『死にゆく妻との旅路』（清水久典、新潮社）がいいね。『死にゆく妻との旅路』は三浦友和さんで映画化されたね。本自体は20年も前に刊行されているけれど」

「長澤先生、そんなに社会的じゃないですよね？」

「うっ。まあ……そうなんだよね。"今日も美味しくビールを飲もう！"というのが基本理念だから、機嫌よく目の前の人にできることをしておくくらいがいいかなぁ、と。せっかく古賀先生が来たから、今日は久しぶりにあの焼き肉屋さんに行こうか？」

「やったぁ！」

「どうしてそうなるんですか！　まあ美味しいから行きますけど！」

「……。（電話）あ、おかみさん、今日 19 時に 3 人で行くのでよろしく〜」

参考文献

1）夏目誠. 出来事のストレス評価. 精神経誌. 2008; 110: 182-188.

本書での重要度

★★★	まず覚えよう
★★☆	次に覚えよう
★☆☆	最後に覚えよう
☆☆☆	時間があったら覚えよう

本書で扱う内容

　前著『腎臓病薬物療法の定跡』では、どのような人にどのような薬を選ぶかという話をしました。その前提となるのが、本書で取り上げる生活習慣です。食事や運動、さらにそれを支えるために社会的制度の活用が挙げられます。こちらも薬物選択と同じくらい大切なことですので、しっかり学んでください。

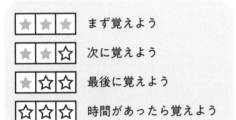

本来は土台が
できてから
用いる薬

疾患特異的な薬（主に二次予防）
　自己免疫疾患のステロイドなど
　移植後の免疫抑制薬
　心筋梗塞後の抗血小板薬、スタチン
　心不全後の β 遮断薬、MRA、（SGLT2 阻害薬、ARNI）
　COPD（LAMA、LABA）

入院するような
イベントなどの回避
転倒予防
脱水を避ける
肺炎球菌、インフル
エンザワクチン、
新型コロナワクチン
接種

血圧、血糖、体重（体液量）の管理

生活習慣（減塩、禁煙、活動量の高い運動）　──　本書で扱うところ

第1局
食事指導

その
壱

第1局　食事指導

低タンパク食①
丸投げ禁止！
その前に食事の基本を押さえてから

★★★

目の前の患者さんに低タンパク食が必要かよく考えましょう。

「あら、いらっしゃい。古賀先生、この前はどうもありがとうございました。長澤先生も毎度です」

「いつも美味しくいただいております！　本日もよろしくお願いします」

「おっ、ちゃんと馴染みになったねえ。良いことだ」

「学生さんが見学に来たときや同期とご飯を食べにいくときに使わせてもらっています」

「素晴らしいことだね。では、おかみさん、瓶ビールと特上タン、特上ロース、切り落としのカルビで。あと、バリバリサラダもお願い」

「長澤先生って患者さんにはとても勧められない食生活をしていますよね」

「う……。いや、これまでの腎臓内科が勧めてきた低タンパク食の供養のためにバランスをとってさ……」

「学生時代から通っていたというんだから、腎臓内科は関係ないですよね」

「ごめんなさい。ただ美味しいから好きなんです。まず低タンパク食の前に高タンパク食が腎臓にどうかという話をしておこう。重要な論文に"高タンパク食1.5g/kg以上でBUN上昇、Crの上昇"とあるけれど[1]、これはタンパク過剰による異化亢進を反映してBUNが上がったり、筋肉量が増えたことによってCrが上がっていると僕は捉えたね。僕は筋肉量が増えることは総合的に良いことだと思っている。だからこのCrの上昇は病的ではないと思うんだ。昔はCrが基準値を超えると腎機能が悪い？　と心配になったのだと思う」

「何か、納得がいかないのですが……」

「ただ赤身肉ばかり食べていると、腎機能が悪化するというデータはある。鶏肉と魚肉は問題なしだね[2]」

「焼き肉屋でその話をしちゃいます⁉」

「まあね。腎臓に悪いからタンパクを食べないほうがいいと妄信している人がいるから、まずはそこの誤解を解いていかないとね。高タンパク食の話はこれくらいにして過ぎたるは及ばざるがごとしということでこのレビューでも読んでおいてね[3]」

「ふふふ、面白いやり取りですね。そういえば地域実習のときにちょっと入院している患者さんで腎臓が悪いと低タンパク食が出されていました。あれって意味があったのでしょうか？ 確かに腎臓食と書いてあったので気にしませんでしたが、今の話で思い出しました」

「古賀先生、良いところに気づいたねえ。まだまだ反射的に"腎不全＝低タンパク食"とする人が多いので、少し解説する必要があるね。世の中では腎不全という言葉も使わなくなってきているから、慢性腎臓病（Chronic Kidney Disease：CKD）に対する低タンパク食だね。低タンパク食は、略語を使うとLPD（Low Protein Diet）だよ。まず、日本人の食事摂取基準ってどのくらいか知っている？」

「知りません！」

「全然成長していないわねえ……。 食事は基本中の基本だからきちんと勉強しておかなきゃダメって言ったでしょう」

「いや、前の本は薬物療法で……」

「だまらっしゃ～い！」

「まあまあ。知らないものは知らないから、教えてあげようよ。牛タン食べながらさ」

「（もぐもぐ、ごっくん、ふぅ～）キホンのキホンは厚生労働省から出ている『**日本人の食事摂取基準（2020年版）**』になると思います。インターネットで誰でも閲覧できます。ここに総論・各論があり、成人であればだいたいタンパク質は60～65g/日程度で、エネルギー総量の15～20％程度が基準になります。腎臓のことについても触れられていて"総エネルギーの35％未満であれば腎機能への影響はないだろう[4]"と書いてありますし、"20％以上で（または1.5g/kg体重/日以上または100g/日以上でも）低タンパ

ク食と比べて腎機能へ影響がなかった[4] "とあります。この中ではサルコペニアやフレイルなどにも言及されていて、1〜1.2kg/体重くらいが現実的かと思います」

「あのー、低タンパクは……」

「（もぐもぐ、ごっくん、ふぅ〜）牛タンは高タンパクで低脂肪で美味しいわよね。低タンパク食は長澤先生が**"入院している患者さんに出す必要はまずないよ"**と言っているのであまり出しません。よろしくお願いします」

「おおっ、ちょっと待ってね。（ごくごく）低タンパク食ねぇ、これは……。もう1杯飲んでから話そう。ふぅ〜。ええっとね、低タンパク食は2020年代の今は全例で使う治療とは言いにくいんだ」

「どうしてですか？」

「昔って本当に腎臓の治療方法がなくてね。それでRice-Fruit-Sugar Dietによる高血圧のコントロールやGG食※などで治療を行っていたんだよ[5, 6]」

「何ですかそれ？」

「まあ、そのあたりはググってみればわかるからさ。流れを知るといいよ。まず降圧薬が出始めたのが1950年代で、ACE阻害薬が出てくるのが1980年代。そこまでは、いわゆる薬物治療ってほとんどなかったんだ。師匠の堀田修先生が始めたIgA腎症に対する扁桃摘出＋パルスだって1990年代だからね[7]」

「ふむふむ」

「1985年にACE阻害薬が糖尿病性腎症に有効と発表したのが私の師匠の田熊淑男先生だよ[8]。ここから高血圧が腎機能障害に影響するという話が大きく広がっていくんだ」

「ちょっと待ってください！　高血圧が腎機能を悪くするのは当たり前ですよね!?」

「これが教育の効果だよね。真理を皆が知るという点で。高血圧が腎臓を悪くするのは今では常識だよね。教科書などを見ると、実験的に腎臓に血圧をあげる物質があり、これがRAA系の発見につながる。生理学なんかで習ったでしょう？」

※GG食とはGiordano-Giovannetti食のことです。十分なカロリーと、窒素換算の2gの必須アミノ酸粉末（タンパク質換算だと12.5g）が基本の食事で、エネルギー2,000〜3,000kcalに対して、タンパク質20g/日となります。この十分なカロリーの部分が軽視されている場合があります。実はこの窒素負荷を少なくしたところも重要だと思っています（第1局その八参照）。

「あの……生理学アレルギーで……」

「あ、そうだったね。かなり昔からCKDでは高血圧の有病率が高いことはもちろん知られていたんだ。僕の知る限りでは1970年代後半から1980年代前半には糖尿病性腎症において降圧治療が有効であるという報告が出始めている。もちろん論文にはしていないけれど気づいていた人はいると思う。でも、後世の人間は形になったものしかわからないからね[9, 10]。だから何か気づいたことがあれば論文にしとくといいよ。っていうのが『「論文にしよう！」と指導医に言われた時にまず読む本』（中外医学社、2020）なんだ」

「やっぱり今回も宣伝するのですね……」

「そうだよ〜。それはさておき基礎的な研究も進んだけれど、その中で、ブレンナーの5/6腎摘ラットに低タンパク食で糸球体硬化が防げたという研究は、腎臓の教科書を書いている先生だよ[11, 12]。これらが出たことで、低タンパク食が大きく広がったのではないかな？　と予想している。というわけで、この先の話はバーでしようかね。おかみさん、お会計をお願いします」

参考文献

1) Devries MC, et al. Changes in kidney function do not differ between healthy adults consuming higher-compared with lower-or normal-protein diets: A systematic review and meta-analysis. J Nutr. 2018; 148: 1760-1775.

2) Lew QJ, et al. Red meat intake and risk of ESRD. J Am Soc Nephrol. 2017; 28: 304-312.

3) Ko GJ, et al. The effects of high-protein diets on kidney health and longevity. J Am Soc Nephrol. 2020; 31: 1667-1679.

4) 「日本人の食事摂取基準」策定検討会. 日本人の食事摂取基準（2020年版）
https://www.mhlw.go.jp/content/10904750/000586553.pdf

5) KEMPNER W. Treatment of hypertensive vascular disease with rice diet. Am J Med. 1948; 4: 545-577.

6) GIORDANO C. Use of exogenous and endogenous urea for protein synthesis in normal and uremic subjects. J Lab Clin Med. 1963; 62: 231-246.

7) Hotta O, et al. Tonsillectomy and steroid pulse therapy significantly impact on clinical remission in patients with IgA nephropathy. Am J Kidney Dis. 2001; 38: 736-743.

8) Taguma Y, et al. Effect of captopril on heavy proteinuria in azotemic diabetics. N Engl J Med. 1985; 313: 1617-1620.

9) Mogensen CE. Progression of nephropathy in long-term diabetics with proteinuria and effect of initial antihypertensive treatment. Scand J Clin Lab Invest. 1976; 36: 383-388.

10) Mogensen CE. Long-term antihypertensive treatment inhibiting progression of diabetic nephropathy. Br Med J (Clin Res Ed). 1982; 285: 685-688.

11) Brenner BM, et al. Dietary protein intake and the progressive nature of kidney disease: the role of hemodynamically mediated glomerular injury in the pathogenesis of progressive glomerular sclerosis in aging, renal ablation, and intrinsic renal disease. N Engl J Med. 1982; 307: 652-659.

12) Hostetter TH, et al. Hyperfiltration in remnant nephrons: a potentially adverse response to renal ablation. Am J Physiol. 1981; 241: F85-93.

 食事指導（低タンパク食①）の定跡　その壱

☑ 通常レベルでのタンパク質摂取量で腎臓に悪さをするという証拠は限定的です。

第1局　食事指導

低タンパク食②
LPDの実際、
個別化へ

★★☆

栄養不足にせず低タンパク食を実践してもらうことは結構難しい。

「いらっしゃいませ」

「マスター、今日もよろしく〜」

「ご無沙汰しております。本日は何にいたしましょう？」

「今日はザ・イエロー・ローズ・オブ・テキサスをストレートでチェイサーをつけてもらえるかな」

「こちら12年と8年がありますが？」

「12年でお願いします」

「私はジン・トニックをください」

「僕は……ええと……同じくジン・トニックで」

「かしこまりました」

「では、お疲れさま。LPD（低タンパク食）の続きだね」

「はい」

「すごく簡単に言うと、世の中に糖尿病性腎症がどんどん増えて降圧治療が有効であることがわかるとともに、市場に降圧薬が次々と出てきたんだ。ACE阻害薬、カルシウ

ム受容体拮抗薬、2000年代に入るとARBなどだね。新薬開発については製薬企業も頑張るからいろいろな大規模研究が出てきたよ」

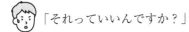「その頃の接待ってすごかったと聞いていますが、そうなのでしょうか？」

「僕の世代はもうほとんどなかったなあ。僕の上の世代じゃない？　僕の父親はプロパーで（その時代はMRはプロパー※と呼ばれていた）、小学生の頃は毎晩帰りが遅かったし、話を聞くとしっかり接待をしていたようだよ」

「それっていいんですか？」

「うーん……。昔のことを今の価値観でどうのこうの言うのはよくわからないよね。ただ事実としてそういう時代があったことは知っておいたほうがいいかも。何の役に立つかはわからないけれどさ。だから未だにTwitterとかで、"医者と企業の癒着が〜"なんて言っている人を見ると"全然調べていないんだな、この人"と思うわけ」

「先生、LPDの話はどこへいったのでしょうか……」

「ごめんごめん。で、降圧治療がメインストリームになっていたんだ。でも、LPDもそれなりには重要だよね。LPDの問題点って何だと思う？」

「うーん。家で続けるのが難しい？」

「正解。1週間程度ならあれこれ工夫してできるかもしれないけれど、実際にどのくらい続けると効果があると思う？」

「全くわかりませんが2年くらいでしょうか？」

「だいたい正解かも。僕の印象だと3〜4年くらい続けないと効果が出ないね。ランダム化比較試験（RCT）やメタ解析などがたくさんあるけれど、思ったより方向性が定まらないんだ。調べるといくらでも研究が出てくるよ。最近の研究で、2型糖尿病で1.2g/kg程度のタンパク摂取では腎機能の低下速度に影響しないなんてデータもあるね[1]。専門医なら、このあたりを読み込んで自分の意見をもつのがよいけれど、一番シンプルに答えるなら『エビデンスに基づくCKD診療ガイドライン 2018』のCQで、"CKDの進行を抑制するためにたんぱく質摂取量を制限することは推奨されるか？"[2]に対して"CKDの進行を抑制するためにたんぱく質摂取量を制限することを推奨する。ただし、画一的

※プロパーとは、"propaganda"を省略してのプロパーであったようです。ちなみにMRは"medical representative"の略称で医薬情報に関する会社の代表とのこと。私の父がプロパーで、取引先と楽しそうにお付き合いをしていた記憶があります。あと数年もすれば「MRという職業ってあったよね〜」となりそうな最近の情勢です。必然とはいえ、少し寂しい心持ちになります。

な指導は不適切であり、個々の患者の病態やリスク、アドヒアランスなどを総合的に判断し、腎臓専門医と管理栄養士を含む医療チームの管理の下で行うことが望ましい"[2]とあるから、**非専門医が勧める必要はまずない**と思っているんだよね」

「なるほど。ではどういう人に勧めればいいのですか？」

「そうだね、それを知りたい読者もいるだろうからね。里見先生はどうしているの？」

「はい。まず禁煙や減塩、運動などの生活習慣がある程度きちんとできており、血圧、血糖、脂質などのファクターが目標に達していて、それでも腎機能をできるだけ維持したいという人に対して、栄養指導をまめに行いながら導入しますね」

「そんな患者さんって……います？」

「残念ながらほとんどいないわ。長澤先生の外来にはいますか？」

「僕のところでもほとんど見当たらないね、ゼロとは言わないけれど」

「そうなると、入院患者では必要ないということです？」

「うん、僕はそう思うよ。急性期病院での入院期間はせいぜい15日程度だよね。だから、この期間で効果が出ることはまずない。そして、入院の理由が心不全だか肺炎だかわからないけれど、それらを治療するために栄養面で優先的に考えるべきことがあるよね。最近だと急性期ではある程度のタンパク質を摂ることが主流だから……。そうなるとCKDの教育入院でない限りLPDは無用だよね」

「じゃあ、僕が地域実習で行ったような療養型や回復期病棟などではどうすればよかったんでしょう？」

「そこをきちんと考えてLPDをオーダーする必要があるよね。あまり考えずに、"とりあえず"や"念のため"など、たいして勉強していない人たちが集まって決めたよくわからないローカルルールが、果たして患者さんのためになっているのか、という点を常に考えるべきだよ」

「なるほど」

「かといって総論だけじゃ不親切だから、少し話しておこうね。マスター、次はノアーズミルを」

「僕もそれ飲んでみます」

「私はすっきりとダイキリにします」

「お待たせいたしました」

「このノアーズミルって、何ですか？」

「えー、知らないのに頼んだの!?」

「長澤先生が飲んでいるから美味しいかなぁと思って」

「……。ノアーズミルね、うん、これはバーボンだよ」

「バーボン？」

「バーボンはざっくり言えばアメリカのトウモロコシが原料のウイスキー。ノアーズミルは小さな蒸留所で作られているんだ。度数は57度もあるから慣れていない人には少し飲みにくいかもね」

「あ、ビリビリします……」

「初めてだとそうかも。無理をしないで加水するといいよ。マスター、水差しをちょうだい。古賀先生、1、2滴ずつ加えながら飲んでごらん？」

「わかりました」

「先生はロックで飲まないんですか？」

「うーん。暑い日なんかには飲むことがあるけれど、酒の温度を下げちゃうと香りがわかりにくくなるからウイスキーはストレートが好きかな。ちょっと度数が強いときには今みたいに少しずつ加水して楽しむけれど」

「あっ、ホントだ！　全然違う〜」

「でしょ？　これ結構良い楽しみ方だよね〜」

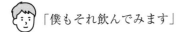「先生……」

「あ……。そろそろLPDだ。紙とペンは……あったあった。食事の基本バランスはこうなるよ（図1）」

炭水化物 55〜60%	タンパク質 15〜20%	脂質 20〜30%

図1 食事の基本バランス

「出た……先生のオリジナルの図は相変わらず何というか……。あっ、ダイキリありがとうございます」

「この図をカロリーで分けて説明するけど、わかりやすく2,000kcalにしよう。それでLPDは、まあ0.6g/kgにして、体重は60kgとすると、こうなるよね（図2）」

炭水化物 1,200 kcal	タンパク質 300 kcal	脂質 500 kcal	2,000 kcal

60 kgでタンパクを0.6 g/kgにすると、タンパクは36 g
36 g×4 kcal＝144 kcal（約150 kcal）

炭水化物 1,200 kcal	タンパク質 150 kcal	脂質 500 kcal	1,850 kcal

当然カロリーが不足するから、これをどう補う？

図2 LPD（0.6g/kg）とした場合の栄養バランス

「はい」

「きちんとカロリーを摂ってもらうには、どうすればよいかな？」

「炭水化物か脂質を増やす」

「そうだね。じゃあ炭水化物が増えるとどうなる？」

「ご飯がどんどん大盛りになる！」

「ちが～う！　そこじゃないでしょ。その先のことを聞いているのよ」

「うーん。おかずの量が減ってご飯が増えるから、食べ方が難しい？」

「……」

「……。私が悪かったわ。**炭水化物を増やすと、当然血糖値が上がりやすくなるわよね**」

「そういうことを聞いていたんですね！　はい、そうだと思います」

「脂質を増やすといっても油を飲むわけにはいかないから、結構難しいのよ」

「そうなるよね。で、我々の守備範囲の患者さんは高齢の方が多いから、例えば155cmの女性だとすると、理想体重は1.55×1.55×22で53kgくらいだよね。カロリーは体重1kg当たり25～35kcalが勧められているから、30kcalとすると、だいたい1,600kcalでしょ。そうなるとさっきの図はこうなるよね（図3）」

| 炭水化物 960 kcal | タンパク質 240 kcal | 脂質 400 kcal | 1,600 kcal |

50 kgでタンパクを0.6 g/kgにすると、タンパクは30 g
30 g×4 kcal＝120 kcal

| 炭水化物 1,080 kcal | タンパク質 120 kcal | 脂質 400 kcal | 1,600 kcal |

炭水化物を増やすか、脂質を増やすかを極端にすると上下のどちらかになる

| 炭水化物 960 kcal | タンパク質 120 kcal | 脂質 520 kcal | 1,600 kcal |

図3 LPDとしたときにカロリーを維持した際の栄養バランス

「こういう食事って現実的にはなかなかできないと思うんだ。ご飯1膳180g当たりでタンパク質は4.5g含まれているよね。1日にご飯でタンパク質を10 g摂るとして、おかずで20 gしか摂らないとなるとかなり難しい。例えば、今日食べたロース2枚で100g食べるとそれだけでタンパク質20g弱入っているから、それで今日のタンパク質の摂取は終わりって厳しいでしょう？　低タンパク食米を食べつつ、おかずでタンパク質を多く摂る戦略はあるかもしれないけどさ」

「確かに」

「他にも、**サルコペニア、フレイルの観点からは、1.0g/kgのタンパク質の摂取が推奨されている**よね。確かにLPDをうまくできると、BUNが20未満になって、尿タンパクも減る人がいるけれど、一方で、栄養状態が悪化して痩せてガリガリで歩く速度も遅くなって、非常に弱々しくなってしまうこともある。そうすると"こんな治療がよいの?"と感じるんだ。それらを踏まえたうえで、その人にとってベストの選択をするというのがガイドラインの意図だと思っているよ。そろそろいい時間だね、マスターお勘定をお願いします」

「そういえば、長澤先生って"お愛想お願いします"とは言わないですよね」

「うーん。何かお愛想ってお店の人が使う言葉だと教えられてきたからね。昔は飲み屋でもどこでもツケ文化で、少しずつ払っていたらしいよ。そして年末に精算していたんだよね。落語でも年末に店の人がツケを取りに来るシーンが結構ある。『芝浜』や『富久』の演目なんかかな。あとは『掛取万歳』だね。だから、客から"お愛想"で」と言うと、"もうこの店には来ないよ"という意味になっちゃうから嫌だよね。まあ、言葉って生き物だから変わっていっていいんだけれど。マスター、また来ますね」

「ありがとうございます」

「それではお疲れさまでした。お先に失礼します(ぺこり)」

「気をつけて帰ってね。あれ、古賀先生は?」

「ちょっと小腹が減ったから、ラーメンを食べて帰ります。最近できた二郎インスパイア系のラーメン屋さんに寄ります!」

「すごく若いね……。では気をつけて帰ってね」

参考文献

1) Oosterwijk MM, et al. High-normal protein intake is not associated with faster renal function deterioration in patients with type 2 diabetes: A prospective analysis in the DIALECT Cohort. Diabetes Care. 2021: dc211211. Epub ahead of print.
2) 日本腎臓学会, 編. エビデンスに基づくCKD診療ガイドライン 2018. 東京医学社, 2018. p14.

この局面に
この一手！ 食事指導（低タンパク食②）の定跡　その弐

☑ 「腎臓が悪いからLPD」はファーストラインではありません。

☑ サルコペニア、フレイルなどをチェックして、他の要素（血圧、血糖、脂質など）がコントロールできてから手をつけるべき課題です。

☑ 患者さんに丸投げは禁止です。LPDにするなら、きめ細やかな指導が必要です。

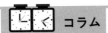 コラム

腎臓病に糖質制限は？

　「腎臓病にはタンパク質を制限」と並んで、巷では「糖質制限」という言葉を見かける機会が多いです（私の周りでも実際にダイエットに成功した人たちがいますが、糖質制限をやめると1〜2年でもとの体型に近づくことが多い印象です……）。

　腎臓病外来に通っている患者さんからも糖質制限について聞かれることが多いですが、腎臓病に対してよいというデータをなかなか見つけることができません。低タンパク食に加えて低炭水化物まで行うと栄養不足になりそうです。

　日本人の食事摂取基準（2020年版）でも、ある基本のバランス（炭水化物55〜60％、タンパク質15〜20％、脂質20〜30％程度）が腎機能を守るために実践しやすい印象です。ここをスタートにして、バランスよく食事をしてから次のステップに移ることが現実的でしょう。

　肥満を有する人や中性脂肪が高い人などは、糖質を控えめにしたほうがよいと思っていますが、こちらは個別の判断となりそうです。

　基礎研究レベルではケトン体産生が多いと腎保護効果があるという話もあり、機序などが解明されれば治療につながる可能性はありますが、QOLを考える必要もあると思います。

参考文献

Tomita I, et al. SGLT2 inhibition mediates protection from diabetic kidney disease by promoting ketone body-induced mTORC1 inhibition. Cell Metab. 2020; 32: 404-419.

第1局　食事指導

減塩①
日常生活は塩分であふれている

★☆☆

ちょっと油断をすると、「塩分を摂りすぎる世の中である……」と認識することがスタートラインです。

「おはようございます。昨日はごちそうさまでした」

「おはようございます。楽しかったね。古賀先生、ラーメンはどうだった？」

「美味しかったですよ。焼き肉のあとだったので野菜は標準で、アブラマシマシにしておきました。今日も仕事なのでニンニクマシマシはしませんでした」

「うわぁ……何それ？」

「何その"マシマシ"って？」

「二郎系ラーメンだと、ニンニク、ヤサイ、アブラ、カラメが好みで調整できてトッピングを増やせるんですよ。背脂を増やしたいときは、"アブラマシマシ"です♪」

「へぇ。どういうものなの、二郎系ラーメンって？」

「極太麺に豚骨醤油、キャベツともやしと分厚いチャーシューですね。背脂と粗く刻んだニンニクがないと、二郎系っぽくないですね」

「そのくらいきちんと病気のことも説明できればいいのにね〜」

「……」

「ははは。だいたいわかった。僕も食べたことあるかもしれないなぁ。店に『二郎』と名前が付いていたかはわからないけれど」

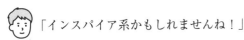
「インスパイア系かもしれませんね！」

「何それ？」

「えーと、それはですねえ～」

「……。そろそろ、今日の話をしませんか？」

「確かにそうだね。せっかくだからラーメンに関係する話にしようか」

「え、ラーメンと腎臓って関係があるんですか??」

「いや、あまりない」

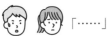「……」

「ただね、ラーメン屋の数と脳卒中による死亡率は関係があるという論文はあるんだよ[1]。そして、ラーメンはCKDの患者さんに勧めにくい部分がある。まずは、前回までの内容でいうと、ラーメンは食事バランスが炭水化物と脂質に偏りがちだよね」

「低タンパク的にはよいのでしょうか!?」

「その点はそう。だけど、問題はそこじゃなくて塩分が多すぎる傾向にあるんだよね」

「確かに……。塩分は多いかもしれません。ちょっと待ってください。ググると……わぁ～お！　カロリーは優に1,000kcalを超えて、塩分も10gを超えていそうですね」

「でしょう？　よくあんなものを食べられるわよね。ラードと化学調味料とニンニクで、一体何が美味しいのか私はわからないわ」

「……。すごい言われようだね。まあ二郎系ラーメンに限らず、ラーメン自体塩分が多いからね。例えばラーメンチェーン最大手の『幸楽苑』だと、ホームページにカロリーが書かれていて、これを見ると、中華そばでだいたい700kcal、塩分8gとある。味噌ラーメンはカロリーが高めで850kcalで塩分9.5g。まあスープを残したら少しは減るかもしれないけどさ。実際に、スープを残せば塩分摂取が減るという話があるしね[2]」

「思っていたより塩分が多いですね。二郎っていうと身体に悪いものとして目の敵にされることが多いですから、他のラーメンだともう少しマシなのかと思っていました」

「うん、そうだね。大事なのはこういうことを知っておくことだ」

「先生は食べることに対して寛大ですよねぇ」

「う……。健康的な生活はもちろん重要だけれど、僕は健康は“ハッピーに生きるための手段の一つ”だと思っているから、健康であることが“目的化”するのが嫌なんだよ。そして実際問題、理想的な食事をするにはかなりのコストをかけるか、かなりの手間をかけるかになってくるんだよね。じゃあ、理想的な栄養バランスとして、茹でたブロッコリーとササミがメインで、ビタミンをサプリメントで補って……という生活を続けるのはちょっと……。僕はできないかなぁ。そうなるとどこか折り合いつける必要があるよね」

「先生はどこで折り合いをつけられているのですか?」

「そうだねえ、体重と血圧。まず、患者さんにはこれらを測ってもらうことがスタートかな。目標値を設定しないでいろいろなことを提案するのが難しいからね。血圧の話からしよう」

「へえ……先生が体重について……ですか?」

「……辛口だね。辛口といえば、名古屋の『味仙』の台湾ラーメンを食べたいなぁ～。さて、さっきの話だけれど、ファストフード店が多いと糖尿病や心血管イベントが多いという海外の報告があるよ[3]」

「そんなに減塩って必要ですか? 僕なんか週に3回くらいラーメンを食べていますが、健診でも血圧は大丈夫ですよ」

「えー、そんなに食べているの??」

「はい。お店に行くのはもちろん、最近だとコンビニのラーメンもレベルが高いですし、カップ麺もなかなかです! 里見先生もどうですか?」

「せいぜい月に1回食べるかどうかかなぁ。そもそも女1人でラーメン屋さんってなかなかハードルが高くてね……」

「いやいや、結構女性もいますよ～。髪のゴムとかエプロンが置いてある店もありますから」

「え、そうなの!? ラーメン屋って、何か男の人ばかりというイメージで気軽には行きづらかったのよ」

「確かに最近のラーメン屋は綺麗なお店も多いよね。珍しく古賀先生の雑談に乗ったねえ、里見先生」

「げ、私としたことが……。それでは減塩の話に戻りましょう。古賀先生は何を聞きたいの？」

「塩分は悪いのかどうか？」

「結局素人質問ね……」

「まあ、そうだよね。塩分が身体に悪いかどうかは皆が気にしているところだから。シンプルにするために、①塩分→血圧、②塩分→直接身体に悪い、の2点で考えよう。まあ、これを完全に分けて考えることはできないんだけれど。あれ？ 『腎臓病薬物療法の定跡』でこの話はしていなかったっけ？」

「していないはずです」

「じゃあすごくざっくり言うと、昔は寒い地方で脳卒中が多くて、疫学的に塩分摂取と血圧の関連が示唆されていたんだ。この論文では、ほとんど塩分を摂取しない民族で、尿中ナトリウム濃度が0に近くて0〜50歳のうちどの世代でも血圧が100/65mmHg前後なんだ[4]。これらがもとになって1980年代にINTERSALT研究で塩分摂取が多いと高血圧が多いことがわかり[5]、DASH（Dietary Approaches to Stop Hypertension）食の研究で塩分摂取量を減らすと血圧が下がることが示されたの[6]。だから、**減塩が血圧管理に重要**だというのがコンセンサスになってきたんだよ」

「僕、先ほども言いましたが、血圧は全然OKですよ」

「うん、そういう人もいる。それは食塩感受性である程度説明がつくんだ」

「何ですか、食塩感受性って？」

「同じ食塩を摂っても、血圧が上がる人と上がらない人がいる。血圧が上がる人を"食塩感受性がある"と言うんだよ」

「僕、感受性がないのでしょうか？」

「簡単に判断するのは難しいね。人種だと、例えば黒人では感受性が高いと言われている。肥満や糖尿病の人、加齢に伴ってでも、どれも感受性が高くなることが多いね。だから、"若いうちはいいけれど"となるかな」

「何かの本で、奴隷貿易の絵（図1）[7]で商人が黒人を舐めているシーンがあって、汗の味を確認していたなんて話がありましたもんね」

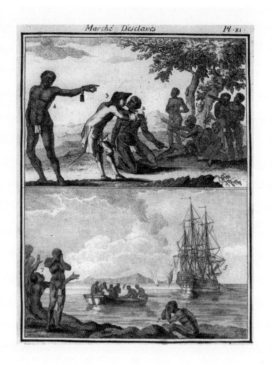

図1　Chambon による絵
（Chambon. Le commerce de l'Amérique par Marseille. https://hist21bsection4.wordpress.com/2016/02/01/le-commerce-de-lamerique-par-marseille/ より）

 「あるある、僕はあれ信じていなかったんだよ。だって塩分の主な喪失場所って腎臓だと思っていたからさ。ところが2019年の論文[8,9]を読んで、汗も身体のナトリウム調節に関わっているのかもなぁと考えを変えたんだ。そうなるとあの時代の商人はすごい」

 「へぇ、そうなんですか。この論文は知りませんでした」

 「（ついていけない……）」

 「血圧は、1回拍出量×末梢血管抵抗で決まるから、1回拍出量、つまり体液量へのアプローチもする必要があるよね。体液量が正常範囲で若干多めで血圧が高いということなら、これは減塩や利尿薬がいいよね」

 「サイアザイド系ですね！」

 「おっ、しっかり勉強したね。（『腎臓病薬物療法の定跡』p.31〜35）」

「地域実習で疑問だったんですが、減塩と利尿薬ならどっちがよいのでしょうか？」

「確かに、それはあまり考えたことがなかったわ」

「非常に難しい質問だね。僕はどちらかと言えば減塩を勧めるよ」

「どうしてですか？」

「利尿薬って、人為的に腎臓の生理機能を変えているわけだよね。それはやはり何かおかしいよね。薬は病気でおかしくなった腎臓の生理的な機能に修飾を加えるけれど、副作用よりメリットがあるから使う。そういう無理があるわけだから生活習慣を優先したほうがいいと思うわけよ」

「なるほど……」

「薬で下げた血圧と自然の血圧はどちらがよいのでしょうか」

「これも難しい問題だよね。同じ血圧ならRAA系が入っていたほうが有利な状況がいくつかあるけどね」

「左室肥大や心不全、心筋梗塞後、尿タンパクを伴うCKDですね！」

「そうそう！　よく勉強したねえ。降圧薬を飲んでいる人は、"高血圧だから薬を飲み始めた"だろうから、高血圧が全くない人と比べるとどうなんだろうね。なかなかバックグラウンドが合った研究ができそうもないよね。スマートウォッチで血圧を測ることが普通になったり、高血圧アプリなどが日常的に使われてデータが蓄積されたり、ストレスのかかる職業や夜勤のある職業で、血圧が一定の水準以下じゃないとその日働けないなんてことになれば、蓄積されたデータなどで研究が進むだろうから、どうなるかわからないよね。まあ、そんなふうに体調を管理されたらディストピアだよね」

「なんですか？　ディストピアって」

「私ちょっと残った仕事思い出したので失礼しますね……」

「（え……何か嫌な予感）」

「ディストピアってっさ、うーん、監視社会と言えばよいのかな。例えばジョージ・オーウェルの『一九八四年』や、レイ・ブラッドベリの『華氏451度』は本の所持が禁止されている社会だよね。有川浩の『図書館戦争』シリーズもある意味ディストピアだよね。映画だと……」

「（あっ……この流れはマズい……）」

「『ブレードランナー』、『マイノリティ・リポート』なんかもそうだよね。そうだ『時計じかけのオレンジ』なんかは典型的だよ。そうだ、『マトリックス』！　キアヌ・リーブス！……（クルルルーン）あ、はいっ。え、そうでしたっけ？　申し訳ございません、忘れていました。今からすぐに参ります。古賀先生……僕すっかり会議を忘れていたよ。ごめんね、続きはまた今度ね」

参考文献

1) Matsuzono K, et al. Ramen restaurant prevalence is associated with stroke mortality in Japan: an ecological study. Nutr J. 2019; 18: 53.

2) 近藤今子, 他. 麺料理摂取時における意識的に汁を飲まない場合の汁および汁からの食塩摂取量. 東海公衆衛生雑誌. 2018; 6: 70-75.

3) Mazidi M, et al. Association of fast-food and full-service restaurant densities with mortality from cardiovascular disease and stroke, and the prevalence of diabetes mellitus. J Am Heart Assoc. 2018; 7: e007651.

4) Oliver WJ, et al. Blood pressure, sodium intake, and sodium related hormones in the Yanomamo Indians, a "no-salt" culture. Circulation. 1975; 52: 146-151.

5) Mancilha-Carvalho JJ, et al. Blood pressure and electrolyte excretion in the Yanomamo Indians, an isolated population. J Hum Hypertens. 1989; 3: 309-314.

6) Appel LJ, et al. A clinical trial of the effects of dietary patterns on blood pressure. DASH Collaborative Research Group. N Engl J Med. 1997; 336: 1117-1124.

7) Chambon. Le commerce de l'Amérique par Marseille. https://hist21bsection4.wordpress.com/2016/02/01/le-commerce-de-lamerique-par-marseille/

8) Wurzner-Ghajarzadeh A, et al. The skin as third kidney. Rev Med Suisse. 2019; 15: 418-421.

9) Braconnier P, et al. Short-term changes in dietary sodium intake influence sweat sodium concentration and muscle sodium content in healthy individuals. J Hypertens. 2020; 38: 159-166.

この局面に
この一手！

食事指導（減塩①）の定跡　その参

☑ 塩分が血圧と関係があるのは確かなようです。

☑ ただし、目の前の患者さんにおいてどれくらい塩分を摂取したらどの程度血圧が上がるかは不明です。まずは血圧を測りましょう。

その四

第1局　食事指導

減塩②
血圧を下げるという代替物に注意！
それ以上にきちんと血圧測定を

★☆☆

患者さんからはなぜか「薬物療法より食事で……」と言われることが多いです。我々も準備をしておきましょう。

「この前はどこまで映画の話をしていたの？」

「いや、マズいなぁ……と思っていたら、長澤先生のPHSが鳴って助けられました」

「古賀先生が前の本で映画に興味ある素振りを見せたからよ、長澤先生喜んじゃってさ。ダメよ、中年のおじさんの話に付き合うと長いんだから」

「ひどいですね」

「だって、中年だもの」

「わっ！　いらっしゃったんですね」

「幼稚園児100人中100人が"おにいさん"とも"おじいさん"とも言わない純度の高い"おっさん"です（手刀を切る※1）」

「それ、いつも言っていますよね。あの『腎臓病薬物療法の定跡』で作成したLINEスタンプ※2の長澤先生を見たら何人かは"おじいさん"って呼ぶんじゃないです？」

※1：新幹線で通路側の席に座っている人に対して、自分が奥側に座るとき「すみません」と手をちょいちょいと振る、あの仕草のことを"手刀を切る"と言います。ただし、だいたい、おじさんがしています。若い女性がしているのを見たことはありません。力士が懸賞金を受け取るときにもしていますよね。これは日本人特有の動作のような気がします、私が留学しているときも、海外の映画でも、見たことがありません。日本人っぽさを表す仕草なのかもしれません。

※2：本書のデザイナーさんが描く似顔絵をとても気に入って、編集者の方にお願いをして、前著の刊行時にLINEスタンプを作ってもらいました（LINEスタンプショップで「腎臓」や「金芳堂」などで検索すると出てきます。スタンプの正式名称は「研修医と専攻医と長澤先生」です）。私は大変に満足しているのですが友人たちから「少々使い勝手が悪い」と言われ、ちょっぴり残念です。私の一番のお気に入りは「肉食べたい！」です。

「えー。あれはひそかに私の周りで人気があるんだよ！　デザイナーの方が苦労をして
……」

「あのぅ、話を遮ってすみません、減塩の話で聞きたいことがあります。血圧が下がる塩
とか血圧を下げる食品は本当に効果があるのですか？」

「里見先生、どう？」

「はい。カリウムに関しては、摂取すると心血管イベントが減るという疫学的なデータが
あったけれど、最近になって強力なデータが出たと思います。SSaSS試験[1]では減塩
（KCl 25％＋NaCl 75％）群は通常の塩（100％ NaCl）に比べて脳梗塞、心血管イベン
ト、総死亡も有意に減っていました」

「それ、すごいんですか？」

「すごいですよね？　長澤先生」

「うん、すごいと思うよ。まず、RCTだし。生活習慣に関わることを前向きのRCTを行
うのはすごいよね。そして脳梗塞を減らせた」

「すごいですか？」

「実は、2型糖尿病に対してSGLT2阻害薬やミネラルコルチコイド拮抗薬は脳梗塞を減ら
せなかったんだよね（2022年1月時点）。論文の本文中にも書いてあるけど、そういう
意味でとても重要だと思うよ。ただ弱点があるんだ。わかる？」

「高カリウム血症は？」

「それは増やさなかったことになっているね」

「そうなると、わかりません」

「CKD患者がどれほど含まれているかわからないです。なので、私たちが診るような
CKD患者にどのくらいカリウムを摂ってもらうかの結論は出ていないと思います」

「そこだよね。eGFRが落ちている患者さんに、カリウムを入れると急に上がることが多
いからね。そうなるとカリウムをあまり補充せず、ただ減塩するほうがいいんじゃない
かなと思うのよ。このカリウムの話はあとで話そうね」

「血圧を下げる食品はどうでしょうか？」

「だから、そういう素人っぽい質問はダメでしょ」

「じゃあ、血圧を下げる食品を食べると、血圧は下がるのでしょうか？」

「私はあまり勧めないけれど。長澤先生はどうでしょう？」

「結論から言うと、少しは血圧が下がることが多いようだけど、臨床上必要なだけ下がるかはわからない。別の問題を起こすことが多い印象だね。機能を謳う食品は3種類あるよ。まず特定保健用食品（トクホ）で、これは消費者庁長官の許可が必要だね。次に栄養機能食品。これは国が定めた表現で表示する。そして機能性表示食品は事業者の責任において、科学的根拠に基づいた機能性を表示した食品、とある」

「よくわかりませんねえ……」

「そこが問題なのよ。医師免許を持っている古賀先生ですらそうなんだから、一般の方は推して知るべしだよね。特にこういう権威がありそうなものだと、血圧にちょっと不安を感じる人がこのようなもの（ 図1 ）を見たら、

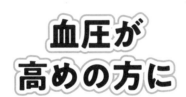

図1 機能性を謳う表示例

そしてこれに"機能性表示食品"と書かれていたら、ふわっと買っちゃうよね。親切な家族や近所の人に"あなた血圧高いんだってねぇ、これ良いわよ"なんて勧められることがあるわけ」

「この前も、血圧が下がるバナナをたくさん食べて血糖値とカリウム値がひどいことになった患者さんがいましたものね……」

「そう。ある成分が血圧を下げるのはよいけれど、他の部分も見る必要があるよね」

「カロリーとかですよね。あと、こういう商品は値段が高いですよね」

「そこも大事だよね。降圧薬はかなり安く手に入るから、トクホを買うより安く済むことが多いよねえ」

「どうして患者さんはそっちのほうへいくのでしょうかねえ」

「なんでだろうね。僕は今回、新型コロナワクチン関連で世界的にも現代医療を信じない人はまだまだたくさんいるんだなということがわかったよ。だから、ああいう感染力があって自分にもリスクがある病気ですらそうなんだから、人にうつらない高血圧を治療しない人がいても全く不思議ではないよね」

「確かに」

「あとは、まあ、トクホってよく読むとわかるけれど"**疾病に罹患していない方（未成年者、妊産婦（妊娠を計画している方を含む）及び授乳婦を除く）を対象にした食品です**"って書かれているんだよ。前にあるトクホのホームページを見たら、参考文献というか申請の根拠の箇所があって、元文献まで辿ったら、血圧160mmHgの人の血圧が下がりました！　とか、骨密度がYAM（Young Adult Mean、若年成人平均値）だと思うんだけど100が102になりました！　250の血糖が200に！　なんてことが平気で書かれていたわけ」

「あらー、ひどいですね」

「確かに、日本の法律上"病気の診断は医師しかできない"からね。いくら血圧が高くても、病院に行かなければ高血圧と診断されないし、お腹痛くても具合が悪くても病院に行くまでは"ただの具合の悪い人"となる」

「何か変ですね」

「まあ、難しいところだよね。結構グレーな部分があるから、法律を改正あるいは通知などで解釈を変えていかないと。看護師の特定行為の普及なども進まないし……。でも、進んでいる部分もあって、介護職の吸引などはできるようになったね。医療類似行為との兼ね合いもあるから……。って何か話が脱線しちゃったけれど、まあ、こういうことがあると思って医療を行わないと、うまくいかないときに気づけないからね。具体的にどうやって減塩と血圧の治療をつなげるかの話をしよう」

「はい！」

「まず一番してはならないのは"減塩してください"と患者さんに丸投げすること」

「はい」

「それ以上に、きちんと血圧測定をしよう」

「そりゃそうでしょう！」

「と思うでしょ。"血圧を測ろう"は『腎臓病薬物療法の定跡』でも解説したけれど（p.6）、減塩だけを勧めると、患者さんは血圧のことを忘れてしまうなんていくらでもあるんだよ。あと、食事のことが気になりすぎてノイローゼっぽくなる人も結構いる。今回は実践的に話そう。減塩は血圧を下げるための手段だよね？」

「はい」

「だから減塩を目的にしてはいけない」

「手段の目的化は避ける、ですね」

「そうそう」

「当たり前ですよね」

「ところが、減塩さえすれば！ という人が比較的いて、血圧測定がおろそかになるのよ。しっかりと減塩ができて、血圧が下がっていくことを主治医チームと共有できることが重要。もう一つの手はね、しっかりと尿電解質を測って尿中ナトリウム濃度をチェックする」

「腎臓内科の先生は結構、電解質を測っていますよね？」

「それは当たり前よ。尿を見ないでいろいろするなんて、とてもじゃないけどできないもの。補液でも何でも。そうですよね？」

「うん、その通り。この本では補液には触れないけれど、基本身体に入るナトリウムと身体から出るナトリウムはどこかで釣り合う、これが恒常性だよね。このセットポイントは人それぞれなんだよ。減塩ができれば、尿中ナトリウム濃度が下がってくる、厳密にいえばNa/Crが下がる」

「なるほど、正確にナトリウム摂取量はわかりますか？」

「厳密にするためにいくつかの式があるわ。田中法[2]とか川崎法[3]という方法。でも、長澤先生、ここまでする必要ってありますかね？」

「川崎法は大規模研究などで採用されている。臨床研究などではこのくらいはやらないとダメだろうけど、日常臨床ではNa/Crで十分だね。月1回程度の外来なら大きく尿中のCrは動かないとだろうし、減塩ができればNa/Crが下がってくるし、うまくいってなければ横ばいだよね。そしてこれを家庭血圧と比べる。それで、減塩した効果を感じてもらいたいよね」

「塩分摂取でそんなに血圧変動ってします？」

「そこは食塩感受性次第だよね。だから血圧を測る。**血圧がよければ"今の食事でよい"というのも一つの手**だからね。もう一つの見方として**"減塩が上手にできているのに血圧が高い場合には、薬物療法を強化する"**タイミングをはかる」

「確かに、塩分摂取が少なくても血圧が高い人は結構います。末梢血管抵抗だって自分で決められないですものね」

「そうなのよ。塩分の排泄量も末梢血管抵抗も、自分の力でどうにもならない部分があるから、そういう場合には、"うーん、○○さんは精一杯頑張っているけれど、自分の頑張りだと足りないから薬の力を借りようね"と患者さんの肩の荷を下ろしてあげないとダメだね。頑張っているのにそれ以上頑張るって難しいからさ」

「確かに……。具体的に患者さんに減塩してもらう場合、どう話していますか？」

「私なら、"煮物をやめて焼き魚か刺身にしましょう"、"お肉はハンバーグやつみれではなく、形のあるものにしましょうか。できれば、しゃぶしゃぶみたいにポン酢をつけるものがいいですね"とかかな。栄養士さんの指導を繰り返し受けてもらうことも大事よ」

「そうだね、それに加えて、漬物の回数か量を半分に、汁物の回数か量を半分にって感じだね。ただ 図2 ～ 図4 [4] を見てもらうとわかるけれど、全体的に塩分摂取はじわじわと減っているし、血圧のコントロールもよくなってきているんだよ。引き続きこういう話を目の前の患者さんにしていくのは大事だよね」

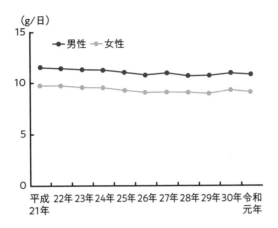

図2 年齢調整した食塩摂取量の平均値（20歳以上）
（厚生労働省. 令和元年 国民健康・栄養調査結果の概要. p23. https://www.mhlw.go.jp/content/10900000/000687163.pdf より作成）

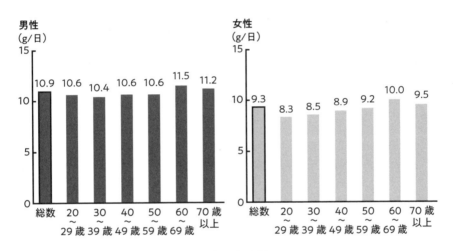

図3 性別・年齢階級別の食塩摂取量の平均値（20歳以上）
（厚生労働省. 令和元年 国民健康・栄養調査結果の概要. p23. https://www.mhlw.go.jp/content/10900000/000687163.pdf より作成）

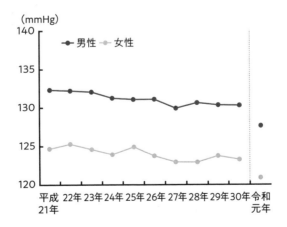

図4 年齢調整した収縮期血圧の平均値（20歳以上）
（厚生労働省. 令和元年 国民健康・栄養調査結果の概要. p21. https://www.mhlw.go.jp/content/10900000/000687163.pdf より作成）

「あっ、一つ大事なこと。高血圧でも何でも、**現代の病気は食べ過ぎから引き起こされて
いる**んだよ。確かに、20％塩分をカットしても20％多く食べたら塩分は一緒だよね。肥
満の話は、また別のところでするね」

「先生！ 塩分を20％カットとして、例えば100gで塩分を10g→8gにしたとします。120g
（20％多く）食べると塩分は9.6gですから、塩分は一緒じゃありませんよ」

「……。（どうしてそこをそんなに厳しく……）」

参考文献

1) Neal B, et al. Effect of salt substitution on cardiovascular events and death. N Engl J Med. 2021; 385: 1067-1077.

2) Tanaka T, et al. A simple method to estimate populational 24-h urinary sodium and potassium excretion using a casual urine specimen. J Hum Hypertens. 2002; 16: 97-103.

3) Kawasaki T, et al. A simple method for estimating 24 h urinary sodium and potassium excretion from second morning voiding urine specimen in adults. Clin Exp Pharmacol Physiol. 1993; 20: 7-14.

4) 厚生労働省. 令和元年 国民健康・栄養調査結果の概要. p21, 23.
https://www.mhlw.go.jp/content/10900000/000687163.pdf

食事指導（減塩②）の定跡　その四

☑ まずは家庭血圧を測定してもらいましょう。

☑ 患者さんが手を伸ばしやすい機能性食品などは、よく考えてから買うように
してもらいましょう（価格のわりに効果は少なく、よく知らないと足をすく
われます）。

その五

第1局　食事指導

減塩③
塩分摂取の適正量はあるか？　極端に少ない場合は栄養状態の把握が必要

★★☆

食事摂取量が少ない人を見逃していませんか？

「他に塩分関係で聞いておきたいことはあるかな？」

「減塩、減塩って言われますが、減塩をするとどれくらい血圧が下がりますか？」

「いくらくらいだと思う？」

「収縮期で5mmHgくらい」

「ふふふ、**実は減塩1g当たり1mmHg程度**って言われているんだ[1]」

「ええっ、そんな程度ですか？」

「まあ、公衆衛生的には平均で1mmHg下げれば大きなインパクトがあるけれど、それだと目の前の患者さんは納得しないよね。だから、減塩だけじゃなくて、薬物療法も同じくらい重要。ただし**年齢が高いほど、そして血圧が高いほど有効**なんて話がある」

「じゃあ、次の質問です。塩分は血圧を目安に調整して、誰にでも勧められるのが6g/日という理解でよろしいですか？」

「うん、そう。誰にでも勧める目安は6g/日となる。世界的には5g/日とあるね。これはNUTRICODE研究で5g/日以上でイベントが多いことからきていんだよ[2]。ただし、PURE研究では7.6g/日が適切という話もあるね[3]。他にも参考になるのは、EPI-DREAM研究とかACEとARBの研究のONTARGET、TRANSCEND研究などいろいろあるけれど、これらをまとめたこのレビューを見ればいいかな[4]。要は、ある程度の減塩はしたほうがいいけれども、一律に決めることは難しいのよ。人種や食塩感受性なども影響しそうだし。だから僕の減塩の考え方は血圧ベースにしているよ。これはいろいろな意見があっていいんじゃないかな」

「では、下限ってあるんでしょうか？」

「珍しく良い質問！」

「それはもっと難しいね。さっきの論文の中では、塩分摂取量と死亡率はU字型の関係があるんだよね（図1）[4]。ただ、一番右のグラフの高血圧のない人では塩分摂取が高くても死亡率とあまり関係がなさそうだね」

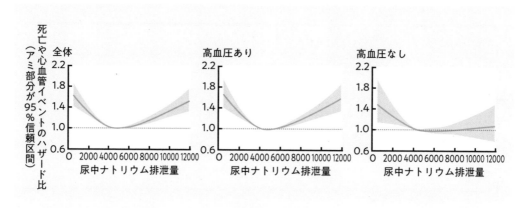

図1 尿中ナトリウム排泄量とイベント発生数の関係
(Mente A, et al; PURE, EPIDREAM and ONTARGET/TRANSCEND Investigators. Associations of urinary sodium excretion with cardiovascular events in individuals with and without hypertension: a pooled analysis of data from four studies. Lancet. 2016; 388: 465-475 を参考にして作成)

　さらに"prehypertension"といわれる段階から、ナトリウム摂取量（＝食塩摂取量）と死亡には正の相関関係があるとされているよ（図2）[5]。

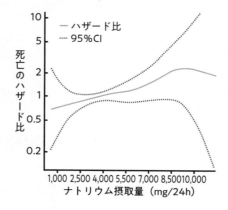

図2 ナトリウム摂取量と全死亡の関係
(Cook NR, et al. Sodiumintake and all-cause mortality over 20 years in the trials of hypertension prevention. J Am Coll Cardiol. 2016; 68: 1609-1617 を参考にして作成)

これらを併せると塩分の下限はガイドラインにあるように3g/日程度でいいんじゃない？ これを下回る場合には塩分摂取量より、食事の量自体に問題がありそうだからね。一般的な食事をしていれば、（試合前のボクサーやコンテスト前のボディビルダーを除けば）3gを切ることはないんじゃないかな？」

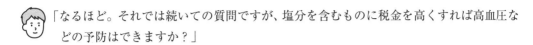

「なるほど。それでは続いての質問ですが、塩分を含むものに税金を高くすれば高血圧などの予防はできますか？」

「お、ずいぶんとシャレがきいているね！ 塩（salt）の語源が"salary"っていうことでしょう？」

「え、そこまで考えていませんでした……」

「古賀先生がそんな高度なダジャレを言うわけないじゃないですか……。塩について気の利いたこと言ってみてよ？」

「ひどい……そんな急に言われても……」

「ははは、大喜利じゃないんだから。塩についてはいろいろな言葉があるよね。"敵に塩を送る"は武田信玄と上杉謙信の話だし、"一番うまくて、まずいもの"というのは徳川家康の側室だったお梶のエピソードだよね。漫画『影武者徳川家康』（原哲夫、集英社）でも印象的に使われているシーンだよ。原作の隆慶一郎さんの本も面白い。酒は百薬の長ということはよく知られているけれど、もともとは"塩は食肴の将、酒は百薬の長、嘉会の好、鉄は田農の本"と続くらしいんだ。適量なら身体によいことだと思っている。さてそれで、塩分に税金をかけるという話だけれど、これは難しいだろうねえ」

「どうしてですか？」

「まず、いくら税金をかけたら塩分摂取が減るかよくわからないじゃない？ 『医療政策』（津川友介、医学書院）のp.44に塩は需要の価格弾力性が低いものとして載っているよ」

「価格弾力性って何ですか？」

「まあ、高くても買うものだね。必需品といえばいいかな。今だとスマートフォンの価格のようなものかも」

「よくわかりません」

「価格が上がっても販売数は減らないから、少々値段が高くなっても買う。つまり、あまり減塩につながらないかもしれないということですか？」

「そんなところだと思う。例えば二郎ラーメンっていくらくらい？」

「先生、正しくはラーメン二郎です。いろいろ載せても1,000円強でしょうか」

「それを3,000円にしたら食べる??」

「うーん……。食べると思いますが、回数は減るでしょうね」

「へえ、3,000円も出して食べるんだ……」

「まあ、そうなるよね。ある程度抑制にはなるかもしれないけれど、今度は客が減ってラーメン屋が困るよね。そうすると食材を卸している問屋や物件を貸している人も困るわけだから……」

「確かに」

「だから、安易に一つだけ要素を変えてうまくいく！　というのは難しいと思うよ。肥満やカロリーの高いものに課税している国もあるようだけれど、効果は『The New England Journal of Medicine（NEJM）』にも出ているね。お、少し効果があるみたいだ[6]」

「そうなると課税したほうがいいですかね」

「日本で税金をかけた研究が見当たらないから何とも言えないよ。でも、日本人はカロリー摂取がだんだん減っていってる。年齢が高くなると食が細くなるというけど、15年くらい前と比べれば若い世代でもカロリー摂取量は減っているんだよね（図3）[7]」

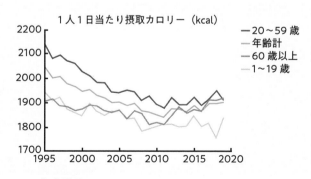

図3　年齢別摂取カロリーの年次推移
（厚生労働省. 国民健康・栄養調査. https://www.mhlw.go.jp/content/10904750/000351576.pdf を参考にして作成）

そして女性の痩せはどんどん増えている（図4）[8]。これは大きな問題だよね。特に子どもを産む年齢で痩せが多く、出生時体重への影響が懸念されているよ。

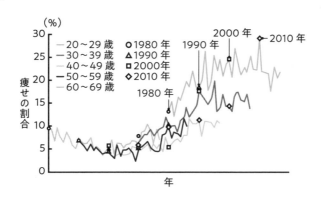

図4 女性の痩せの推移
（「日本人の食事摂取基準」策定検討会.「日本人の食事摂取基準」策定検討会報告書日本人の食事摂取基準（2020年版）. https://www.mhlw.go.jp/content/10904750/000586553.pdf. p65 を参考にして作成）

一方で男性は少しずつ肥満が増加しているね（図5）[7]」

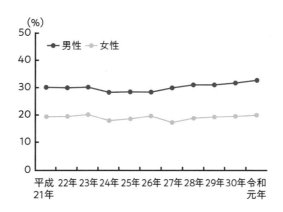

図5 年齢調整した肥満者（BMI≧25kg/m^2）の割合の年次推移（20歳以上）
（厚生労働省. 令和元年 国民健康・栄養調査結果の概要. https://www.mhlw.go.jp/content/10900000/000687163.pdf. p18 を参考にして作成）

「カロリーが減っているのに肥満が増えていますね。どうしてですかね？」

「多分、全体はそうなんだけど、層別化するともっとわかると思うよ。おそらく職種や収入、最終学歴など環境が影響してくるよね。先ほども紹介した本〔『貧乏人の経済学 もういちど貧困問題を根っこから考える』（アビジット・V・バナジー他、みすず書房）、『貧困と闘う知 教育、医療、金融、ガバナンス』（エステル・デュフロ、みすず書房）〕を読むといろいろ考える材料が増えるはずだよ。お金がないだけで様々な選択肢が減

るけれど、増えたからといって良い選択ができるとは限らないんだよね。ちなみにこの著書らは2019年にノーベル経済学賞を受賞しているよ」

「じゃあ、どうすればよいのでしょうかねえ」

「それは教育になると思う。第1局その四で述べた減塩が全体的に改善していることはだんだん良いことを実践できていると捉えているし、義務教育くらいから正しい教育をして、ヘルスリテラシーなんかを上げておくことが重要だよね。特に味覚などの食生活は家庭環境でかなりの部分が決まるだろうから、これらを変えていくには相当時間がかかるだろうね」

「何か気が遠くなる話ですね」

「まあ喫煙率もだんだん減っている。若年女性の喫煙率が横ばいなのは心配だけどね[9]。飲酒運転の死亡事故もどんどん減っているけどゼロにはならない（**図6**）[10]。

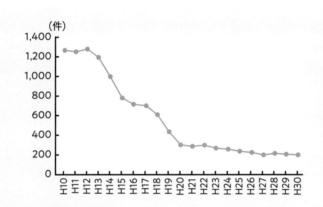

図6 飲酒運転による死亡事故件数の推移
（警察庁交通局. 飲酒運転根絶. https://www.npa.go.jp/bureau/traffic/insyu/img/insyujiko1.pdf を参考にして作成）

我々医療者側からすると喫煙なんかとんでもないし、社会からすれば飲酒運転なんかとんでもないと思うんだけど、ゼロにはならない事実を見つめて、目の前の人に当たり前のことを淡々と説明したほうがいいと思っているよ」

「なるほど、難しいですね」

「最後にコツのようなものを。RAA系をよく効かせたい患者さんはさっき挙げたよね。そのためには減塩する必要があることは知っておいてね[11]。単にRAA系を出す、だけでは薬の実力を引き出せないから、生活指導で減塩してもらってサイアザイド系で体液量を正常化することが大事だよ。これができるとプロっぽくなるよね」

参考文献

1）Huang L, et al. Effect of dose and duration of reduction in dietary sodium on blood pressure levels: Systematic review and meta-analysis of randomised trials. BMJ. 2020; 368: m315.

2）Mozaffarian D, et al; Global Burden of Diseases Nutrition and Chronic Diseases Expert Group. Global sodium consumption and death from cardiovascular causes. N Engl J Med. 2014; 371: 624-634.

3）O'Donnell M, et al; PURE Investigators. Urinary sodium and potassium excretion, mortality, and cardiovascular events. N Engl J Med. 2014; 371: 612-623.

4）Mente A, et al; PURE, EPIDREAM and ONTARGET/TRANSCEND Investigators. Associations of urinary sodium excretion with cardiovascular events in individuals with and without hypertension: a pooled analysis of data from four studies. Lancet. 2016; 388: 465-475.

5）Cook NR, et al. Sodiumintake and all-cause mortality over 20 years in the trials of hypertension prevention. J Am Coll Cardiol. 2016; 68: 1609-1617.

6）Brownell KD, et al. The public health and economic benefits of taxing sugar-sweetened beverages. N Engl J Med. 2009; 361: 1599-1605.

7）厚生労働省. 令和元年 国民健康・栄養調査結果の概要.
https://www.mhlw.go.jp/content/10900000/000687163.pdf

8）「日本人の食事摂取基準」策定検討会.「日本人の食事摂取基準」策定検討会報告書日本人の食事摂取基準（2020年版）.
https://www.mhlw.go.jp/content/10904750/000586553.pdf.

9）厚生労働省国民健康・栄養調査. 成人喫煙率.
http://www.health-net.or.jp/tobacco/product/pd100000.html

10）警察庁交通局. 飲酒運転根絶.
https://www.npa.go.jp/bureau/traffic/insyu/img/insyujiko1.pdf

11）Lambers Heerspink HJ, et al. Moderation of dietary sodium potentiates the renal and cardiovascular protective effects of angiotensin receptor blockers. Kidney Int. 2012; 82: 330-337.

食事指導（減塩③）の定跡　その五

☑ 減塩は重要ですが、減塩だけでどうにも血圧が落ち着かない人にはためらわず薬物療法を行いましょう。

☑ くどいようですが家庭血圧の測定が必須です。

その六

第1局 食事指導

CKDだから一律に野菜や果物を食べるな！ という時代ではない！

（カリウム）

☆☆☆

安易に野菜や果物を禁止していませんか？ 今一度考えましょう。

――医局にて、誰かが持ってきたナシを食べながら

 「やっぱり果物は美味しいな～♪」

 「里見先生、果物好きだよね」

 「はい、季節のものが美味しいですね。秋はナシやブドウ。冬はリンゴ、春はイチゴ※、夏はモモにスイカ※！ どれも大好きです」

 「ああ～、本当に美味しい……」

 「一般的に果物は身体に良いと言われているよね。そういえば、SGLT2阻害薬もリンゴの成分からできているよね」

 「へえ～。じゃあ、リンゴを食べればよいということでしょうか？」

 「いや、リンゴやナシの樹皮からでたフロリジンがもとだと言われている。最初に見つかったのは100年以上前だけれど、研究が進んだのは1980年以降。SGLT2阻害薬のDNA配列を同定したのは日本人なんだよ[1]。と、この話は置いておいて、少し果物の話をしようか」

 「はい、お願いします」

※イチゴやスイカは栽培方法が果樹ではなく野菜に該当するため、分類上は「野菜」ということになっています。また、農林水産省では、野菜とされるもののうち果実的な利用をするものを「果実的野菜」として分類しています。本書ではあまり細かいことにこだわらず、果物として記載します。

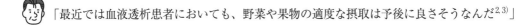

「最近では血液透析患者においても、野菜や果物の適度な摂取は予後に良さそうなんだ[2,3]」

「えっ、本当ですか!?　地域実習先では"CKD患者には果物禁止！"なんて皆言っていましたよ」

「NINOってたくさんいるからね〜」

「ニノ？　何ですかそれ？」

「Nephrologist In Name Onlyで"NINO"だよ。あのジャニーズで有名な人とは関係ないよ。2020年のアメリカ大統領選挙でRINO（Republican In Name Only）という言葉が出てきたのを知って、パクってたまに独自に使っているんだ。専門医と名乗っているけれど、学生向けの教科書で専門医試験だけ合格したような人のことを指す。全然知識もアップデートしていなくて、専門医としての役割を果たしていない人って結構いるからね！」

「相変わらずひどいことをバシバシ言いますね」

「まあね。自分は専門医としての矜持があるからね。勉強しない人と一緒にされちゃぁ困るよ。それはさておき、果物に多い成分として**カリウム、クエン酸、食物繊維**と捉えて、今回はカリウムに注目して話を進めよう。心血管イベントにおいても食事中のカリウム摂取はメリットが多いのでは？　というのが最近の流れだね[4,5]。一般人でもカリウム摂取と生命予後はゆるいながらも相関があったはずだよ」

「そうなると、CKDがあっても果物を食べたほうがいいのですね！」

「いや、最近は何でも白黒に分けようとするけどさ、世の中のものはだいたいグラデーションだから……。そういえば白黒で思い出したけれど、池波正太郎の『黒白』（新潮社）は面白いね」

「くろしろ？　ですか？」

「いや、これは"こくびゃく"と読む。『剣客商売』（新潮社）に登場する秋山小兵衛のスピンオフだよ。この飄々とした粋なおじいさんが大好きなんだ。他にも、『鬼平犯科帳』（文藝春秋）の長谷川平蔵、『仕掛人・藤枝梅安』（講談社）もオススメ」

「何かものすごく脱線していますが……」

「ごめんごめん。何でも白黒で分けずに、バランスよく"いいとこどり"をすればよいと言いたかったんだ。確かにカリウムの摂取が増えれば高カリウム血症になりやすい。こ

のあたりのことは『腎臓病薬物療法の定跡』のp.80〜84で解説したね」

「はい、CKD＋RAA系に注意ですよね」

「さらにそれに加えて、この論文を見てみよう[6]。腎代替療法を受けていないCKD患者で有意に高カリウム血症のリスクを上げているのは、実は糖尿病と血清HCO_3^-濃度なんだよね。不思議だけど、血液透析を受けている群ではCrが唯一の高カリウム血症のリスクファクターとなっている（表1）[6]」

表1 CKDの高カリウム血症のリスク

食事中のカリウム	0.58（0.10〜1.46）	0.54
eGFR（mL/min/1.73m²）	0.97（0.92〜1.03）	0.35
糖尿病	3.55（1.07〜11.72）	0.04
RAA系の使用	1.29（0.39〜4.29）	0.67
炭酸水素ナトリウムの使用	0.34（0.09〜1.24）	0.10
血清HCO_3^-濃度＜22mEq/L	4.35（1.37〜13.78）	0.01

（Ramos CI, et al. Does dietary potassium intake associate with hyperkalemia in patients with chronic kidney disease? Nephrol Dial Transplant. 2020: gfaa232. doi: 10.1093/ndt/gfaa232. Epub ahead of print を参考にして作成）

「そうなのですか？」

「まあ、いろいろ解析方法はあるのだろうけど。この論文の著者たちは、結構野菜や果物はCKDに効果的だよ！　と言っている人だから、こういう論文になったんだと思うけれどね」

「どうしてこのような結果なのでしょうか？」

「うーん。理由は様々あると思うけれど。まず、CKDで血清のHCO_3^-が低いっていうことはアシドーシスだよね。アシドーシスは身体が限界まで血中のH^+を細胞内に押し込んでいるわけだけど、それでも血中のH^+が多いからアシドーシスになっているわけ。細胞内外ではH^+とK^+は交換されているから、カリウムがこれ以上細胞内に入れなくなって、高カリウム血症になっていると捉えているよ。この余力のないところがHCO_3^-の低下で表されていると思う。この場合はCl^-が高くなっていることが多いよね。わかる？」

「あまり自信がありません」

「じゃあ、ちょっと図で解説しておくね（図1）」

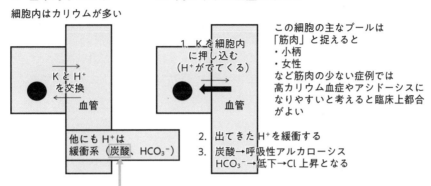

1. 基本的なところ

細胞内はカリウムが多い

KとH⁺を交換

血管

他にもH⁺は緩衝系（炭酸、HCO₃⁻）

ここが呼吸と関係している

2. 高カリウム血症になると

1. Kを細胞内に押し込む（H⁺がでてくる）

この細胞の主なプールは「筋肉」と捉えると
・小柄
・女性
など筋肉の少ない症例では高カリウム血症やアシドーシスになりやすいと考えると臨床上都合がよい

2. 出てきたH⁺を緩衝する
3. 炭酸→呼吸性アルカローシス
　HCO₃⁻→低下→Cl上昇となる

臨床上認識しやすいアシドーシスはCKD＋Cl⁻上昇なので、この場合は緩衝系に余力が少ないと捉える（尿のpHが低いことは当然確認）

図1　アシドーシスとK⁺の捉え方

「出た……」

「先生のオリジナルの図には何だか慣れてきました。僕は結構これが頭に入りやすいですし。ふむふむ、なるほど……。では、血液透析患者ではどうしてCrしか残っていないのでしょうか？」

「うむ。やっぱり表を出そう。これが透析患者の高カリウム血症のリスクファクターね（表2）[6]」

表2　血液透析患者と高カリウム血症

食事中のカリウム	1.17（0.30〜4.60）	0.83
糖尿病	4.22（1.31〜13.6）	0.02
透析期間	0.98（0.89〜1.07）	0.64
BUN（mg/dL）	1.02（0.99〜1.04）	0.22
Cr（mg/dL）	1.50（1.24〜1.81）	＜0.01
MIS（multination inflammation score）＞6	1.48（0.51〜4.34）	0.47
BMI（kg/m²）	1.04（0.91〜1.18）	0.57
血清HCO₃⁻濃度＜22mEq/L	0.61（0.21〜1.74）	0.35

（Ramos CI, et al. Does dietary potassium intake associate with hyperkalemia in patients with chronic kidney disease? Nephrol Dial Transplant. 2020: gfaa232. doi: 10.1093/ndt/gfaa232. Epub ahead of print を参考にして作成）

この表によると、Crが高いと高カリウム血症のリスクが高いという話なんだけれど、僕は"ご飯をしっかり食べられている人"が"高カリウム血症のリスク"と捉えているんだ」

「実習先の先生は、透析患者の"高カリウム血症が～！"と毎日騒いでいたような気が……」

「まあNINOなら問題だけど、非専門医ならば仕方ないかもしれないね。もちろん血液透析患者であっても高カリウム血症は予後が悪い（図2）[7]。

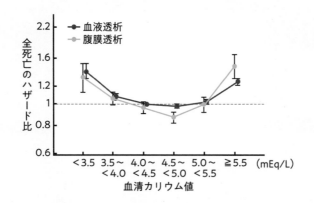

図2 **血清カリウム値と死亡の関係**
（Torlén K, et al. Serum potassium and cause-specific mortality in a large peritoneal dialysis cohort. Clin J Am Soc Nephrol. 2012; 7: 1272-1284 を参考にして作成）

ただ、日本ではカリウム値が高くてもそれほど影響はないというデータがあるよね[8]。透析患者の死亡原因で高カリウム血症が2～3％あるけれど、僕は"患者さんは本当に高カリウム血症で亡くなったのか？"と懐疑的だよ。自宅で突然死して、前の採血が高カリウム血症だったからこれを死因にしたり、CPAで運ばれて採血したら高カリウム血症だったなんて当たり前じゃない？　コーヒーを飲んだだけでもカリウムの値は上がるし、直前の食事に影響されるからね。意外と"偽物の高カリウム血症"って多いと思うんだ」

「え、偽物ですか!?」

「さすがにそう断言しちゃうと、言い過ぎだけど。臨床的には意義が小さい高カリウム血症で大騒ぎしている人が多いかな〜と」

「まあ、そうですよね」

「で、透析患者のCrだと少し話がズレるけれど、透析患者の透析前のCrは筋肉量を反映していると考えられているんだ（図3 [9]）。

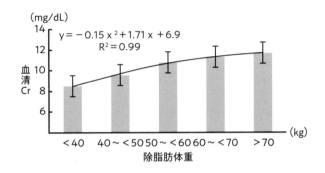

図3 除脂肪体重と血清Crの関係
（Patel SS, et al. Serum creatinine as a marker of muscle mass in chronic kidney disease: results of a cross-sectional study and review of literature. J Cachexia Sarcopenia Muscle. 2013; 4: 19-29 を参考にして作成）

ちょっと毛色が違う論文では、こういうのもあるよ。僕はさっきの論文を合わせて透析患者の低カリウム血症は予後が悪いと捉えている（図4）[10]。

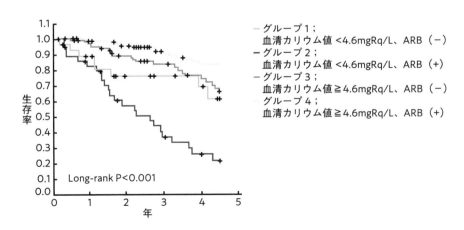

図4 維持透析患者の血清K濃度と生存率の関係
（Omae K, et al. Impact of serum potassium on therapeutic prognosis of maintenance hemodialysis patients on angiotensin receptor antagonists. Ren Replace Ther. 2016; 2: 14 を参考にして作成）

透析患者の低カリウム血症がやや予後が悪いことを示すような論文は他にもある[11]」

「低カリウムだと予後が悪いのはどうしてでしょうか？」

「血液透析になると週3回透析を受けているよね？　そうするとカリウムの動きは 図5 [12]
のような感じになる。

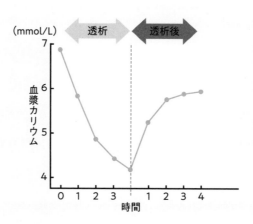

図5　血清カリウム濃度と透析の関係
（Sterns RH, et al. Treatment of hyperkalemia: something old, something new. Kidney Int. 2016; 89: 546-554 を参考にして作成）

透析中にどんどん血清カリウム濃度が下がって、透析後に最低値、その後じわじわ上が
る。この図だとカリウムは透析後で4.5mEq/L程度だけれど、僕たちの臨床で透析後に
採血するとカリウムは2.5mEq/L程度と、透析液の濃度に近くなるよね。ここまでは大
丈夫かな？」

「はい」

「実際にはK＝2.5mEq/Lとなっても、次の透析時には正常範囲かそれ以上になるじゃな
い？　これは食事からの供給や、細胞内のカリウムが放出されていることになる。で、
前の図（ 図1 ）を見てね。カリウムがどの値でとどまるかというところはいろいろなホ
ルモンや薬剤のバランスで決まるよね。さらに長時間透析や高効率の透析を求めると、
カリウムはどんどん抜けるから、体内の総カリウム量が少なくなっていて、**透析前の低
カリウム血症を示す人はカリウムの摂取不足**と思うんだ」

「低カリウム血症とか低リン血症って透析をされる患者さんには結構いますよね」

「低カリウム血症だからといって、透析時間を短くする人がいるけれど、僕は反対さ」

「どうしてですか？」

「しっかり透析してもらってしっかり食べることが重要だから。透析で抜くのはカリウムだけでなく尿毒素なども抜くわけだからね。尿毒素はたくさん食べたらたくさん溜まるけれど、食べなくても産生されるもの。この部分はきちんと透析して、しっかり抜いたほうがいいでしょ？　それで身体全体のカリウムが足りないならば食事を摂ってもらう。それでも高カリウム血症であれば吸着薬を使うという話なんだ」

「私もしっかり食べてもらうことが大事だと思っています。ところで東北大学病院って良いですよね。院内に果物店『いたがき』があって感動しました‼」

「僕も馴染みになってよく買っているよ。駅近くの『いたがき』にはロールケーキがあってさ。それもかなりおすすめだよ。駅の東のお店にはイートインコーナーもあるし。そういえば、荒木飛呂彦さんは仙台市出身で杜王町は仙台がモデルだろうね。『ジョジョの奇妙な冒険 Part8 ジョジョリオン』（集英社）に出てくるフルーツパーラーは、この『いたがき』をイメージしていると思うんだよ」

「そうなんですか？」

「確証はないけれど……。地元だからイメージとしてはそうだね」

「素敵だわ～♪　果物がある食卓って本当よいわ～♪」

「そうそう、食卓の彩りの面からも食生活の豊かさの面からも、ある程度の野菜や果物を食べてほしいよね。バナナ、バナナと言うけれど、実際に1本食べれば結構お腹いっぱいになるし、ミカンのようにパクパク食べるほうが心配。つまり、含有量が少なくてもたくさん食べられれば摂取量が増えてしまうから、バランスが大事だということだね」

「わかりました。栄養士さんと仲良くなって、果物を取り入れる食事についていろいろ考えてみます」

「良い栄養士さんはたくさんいるわよ。私のカフェ仲間も栄養士さんだし」

「うん、全部自分でしようとすると苦しくなるから、多職種と連携するといいよね」

「この流れで、さっき出ていたクエン酸の話もいいでしょうか？」

「じゃあそれは今度話そうね」

参考文献

1) Kanai Y. et al. The human kidney low affinity Na+/glucose cotransporter SGLT2. Delineation of the major renal reabsorptive mechanism for D-glucose. J Clin Invest. 1994; 93: 397-404.

2) Saglimbene VM, et al. Fruit and vegetable intake and mortality in adults undergoing maintenance hemodialysis. Clin J Am Soc Nephrol. 2019; 14: 250-260.

3) González-Ortiz A, et al. Nutritional status, hyperkalaemia and attainment of energy/protein intake targets in haemodialysis patients following plant-based diets: A longitudinal cohort study. Nephrol Dial Transplant. 2021; 36: 681-688.

4) Carrero JJ, et al. Plant-based diets to manage the risks and complications of chronic kidney disease. Nat Rev Nephrol. 2020; 16: 525-542.

5) Wei KY, et al. Dietary potassium and the kidney: lifesaving physiology. Clin Kidney J. 2020; 13: 952-968.

6) Ramos CI, et al. Does dietary potassium intake associate with hyperkalemia in patients with chronic kidney disease? Nephrol Dial Transplant. 2021; 36: 2049-2057.

7) Torlén K, et al. Serum potassium and cause-specific mortality in a large peritoneal dialysis cohort. Clin J Am Soc Nephrol. 2012; 7: 1272-1284.

8) 日本透析医学会. 透析処方関連指標と生命予後. わが国の慢性透析療法の現況2009年末. https://docs.jsdt.or.jp/overview/pdf2010/p066.pdf.

9) Patel SS, et al. Serum creatinine as a marker of muscle mass in chronic kidney disease: results of a cross-sectional study and review of literature. J Cachexia Sarcopenia Muscle. 2013; 4: 19-29.

10) Omae K, et al. Impact of serum potassium on therapeutic prognosis of maintenance hemodialysis patients on angiotensin receptor antagonists. Ren Replace Ther. 2016; 2: 14.

11) 大前清嗣, 他. 生命予後からみた維持透析患者の適正血清カリウム値の検討. 日本透析医学会雑誌. 2013; 46: 915-921.

12) Sterns RH, et al. Treatment of hyperkalemia: something old, something new. Kidney Int. 2016; 89: 546-554.

この局面に

この一手! **食事指導（カリウム）の定跡　その六**

- ☑ CKDに果物野菜を一切中止は古い考えです。摂取量の調整、カリウム値のモニタリング、薬物療法を行いながら適度に摂ってもらう時代です。

- ☑ 保存期CKDではアシドーシスを気にしながらカリウム値をチェックします。

- ☑ 腎代替療法を受けていて、カリウム値が低い場合には食事摂取不足を念頭に置きましょう。

⏰ コラム

バナナより怖いもの

　カリウム制限というと「バナナを食べないでください」とよく言われますね。

　バナナの可食部は100 g当たり360 mgです（カリウムの摂取目標は、日本では成人男性で2,500 mg、成人女性で2,000 mgです。WHOでは成人に3,510 mgとあります。腎機能障害となるとCKD G3で2,000 mg以内、G4〜5であれば1,500 mg以内です）。そうなると、バナナを何本も食べる人はそれほどいないでしょうから、あまり心配する必要はないと思っています。

　では何に気をつければよいでしょうか？

　僕が注意してほしいものは野菜ジュース、ドライフルーツ、青汁（やそれに近いモノ）です。野菜ジュースは健康に良いと思い大量に飲む人が結構います。ドライフルーツは乾燥させてかさが減っているためつい多く食べてしまうことがあります。青汁や類似商品は深夜番組で宣伝されており、手を伸ばしてしまう患者さんがいるので注意が必要です（海藻類もカリウム含有量が多いものの、それほどたくさん食べる人はいない印象を持っています）。

　野菜などは茹でこぼすとカリウムの量が減りますが、これは食品によって開きがあります（葉物は減少率が多く、芋や豆類はそれほど減りません）。生野菜サラダを山ほど食べる人はあまりいないと感じるので、水にさらすとしても野菜をシャキッとさせる程度の工夫でよいと思います。

　カリウムについては、1 g当たりの多寡も大事ですが、まずたくさん食べるものか否か、調理法の工夫でどれくらい減るかという知識と視点を持つと、指導の幅が広がります。

　何でもかんでもバナナのせいにせず、このあたりを考えてみるとカリウムの管理が上手になるのではないでしょうか。

第1局 食事指導

代謝性アシドーシス①
CKDに伴うのは代謝性アシドーシス、こちらの確認から

★ ★ ★

CKD は G4 以降でアニオンギャップが開大する代謝性アシドーシスになることが多いです。

👦「さっき、野菜や果物にはカリウム、クエン酸、食物繊維と仰っていたので、クエン酸の話を聞かせてください」

🧑「そうだね、クエン酸単独の話だと栄養学になってしまうから、アシドーシスと絡める必要があるかな。ところでアシドーシスってCKDステージのどれくらいから起こるか知っている?」

👦「うーん、G3くらいからでしょうか?」

👩「その段階ではあまりないわね」

🧑「まあ、そこは腎臓内科外来を担当しないとわからないよね。実際には、非専門医が診ている患者層でアシドーシスがあったら"ちょっと変?"と気づくことが重要だよ。『CKD診療ガイド2012』では"CKDステージG3aより、高K血症、代謝性アシドーシスに対する定期的な検査を行う"[1]とあるから、古賀先生の回答はあながち間違いではないかもね」

👦「あれ? 最新版は2018じゃなかったです?」

🧑「うん、そうだね。『エビデンスに基づくCKD診療ガイドライン 2018』では"CQ5 CKD患者の代謝性アシドーシスに対する介入は腎不全進行抑制のために推奨されるか? →推奨 炭酸水素Naなどによる代謝性アシドーシスへの介入は腎機能低下を抑制するために推奨する。具体的には、HCO_3^-濃度が21mmol/Lを下回った時点で介入を検討する"[2]とあるから、もう測ることが前提で話が進んでいるけれど、リアルワールドでは、Crは測っても検尿を行わない人がたくさんいる中で、アシドーシスのケアができるとはとても思えないんだよね」

「確かに検尿をしない人は多いですよね。この前、紹介状で開業医の先生に"3か月に1回の検尿お願いします"と書いたのに、結局1年間で1回もしないで患者さんが戻ってきましたからね」

「まあ、そんなもんだよ。ところでCKDのアシドーシスの有病率ってどのくらいか知っている？」

「この前調べたんです！　例えばこの論文だとやっぱりCKD G4以降かなと思います（表1）[3]。

表1　CKDステージと代謝性アシドーシスの有病率

CKDのステージ	代謝性アシドーシスの有病率（%）
CKD G1	10.3
CKD G2	5.6
CKD G3	16.2
CKD G4	38.9
CKD G5-腎代替療法なし	56.0
血液透析	38.5
腹膜透析	2.5

（Kuczera P, et al. The prevalence of metabolic acidosis in patients with different stages of chronic kidney disease: single-centre study. Kidney Blood Press Res. 2020; 45: 863-872 より作成）

　こちらの論文でもカリウムと絡めた報告があります[4]。やはりCKD G4以降に起こりそうですね[5]」

「よく勉強しているね！　カリウムの部分はよい復習になったね。CKDで代謝性アシドーシスをみるときに大事なことはわかる？」

「尿のpHが低いことでしょうか？」

「‼‼　どうしたの⁉　熱でもあるの？　大丈夫？」

「僕、何か変なことを言いました？」

「ズバリ正解で、びっくりしちゃった」

「『腎臓病薬物療法の定跡』p.170の"これを変と気づけるか？"のコラムに書かれていたので……」

「うん、偉い！　そういうことに気づけるのは勉強が進んだ証拠だよね。学生時代の生理学で挫折した人も多いだろうから少し解説しておこう（図1）」

代謝産物として酸が発生する

揮発性の酸→CO_2のこと、肺から体外に

代償し合う

不揮発性の酸→主に腎臓から出る

呼吸性に代償する
CO_2減少になることが多い

代償
しよう
とする

ケトアシドーシス
乳酸アシドーシス
アスピリン中毒

酸を排泄するので、尿は酸性であることが多い
pH＝5〜6.5

代謝性アシドーシス

腎機能が低下すると酸を排泄するが、量が足りなくなる → 身体に酸が残る

図1 アシドーシスの基本

「あ、また……」

「でも、僕にもわかりやすいです」

「まあ、こんな感じだね。で、CKDの診療で大事なのは、アニオンギャップが開いているアシドーシスであることを確認すること。アニオンギャップについては大丈夫？」

「あまり自信がないです……」

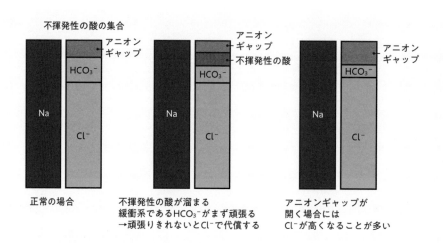

不揮発性の酸の集合

アニオン
ギャップ

HCO_3^-

Na

Cl^-

正常の場合

アニオン
ギャップ

不揮発性の酸

HCO_3^-

Na

Cl^-

不揮発性の酸が溜まる
緩衝系であるHCO_3^-がまず頑張る
→頑張りきれないとCl^-で代償する

アニオン
ギャップ

HCO_3^-

Na

Cl^-

アニオンギャップが
開く場合には
Cl^-が高くなることが多い

図2 アニオンギャップ

「また……。あっ、でもこの 図2 はわかりやすいかも！」

「もともと、身体の中の電荷は陰と陽で電荷は同じはず、陰性電荷はCl^-とHCO_3^-が大多数、他の細かいものをまとめてアニオンギャップと呼んでいるわけだよね。CKDなどで不揮発性の酸が体内に溜まれば、HCO_3^-で緩衝するけれど、量が多いと限界に達する。そうすると、Cl^-で代償しようとする。その結果、Cl^-が上がっているときは"代謝性アシドーシスかな？"と考える。もちろん、腎臓が限界まで頑張って酸を排泄しているとして尿のpHが低いことは確認してね」

「はい」

「ここからは雑談になるけど、自然科学法則として陰と陽のバランスがとれていることが必要だから、マイナスイオンなどと言うことは変だと思うんだ。実際に景品表示法で規制されてから厳しくなったけれど、プラズマとかコロナ放電とか、変な用語や宣伝文句はたくさんあるからね。しかも、ひどいことにこの大気中のマイナスイオンは、化学的なマイナスイオンとは定義が違うんだって[6]。もう無茶苦茶でしょ？」

「実家にあったような気がする……マイナスイオンなんちゃら……」

「紛らわしい製品が普通に売られていますものね」

「ね。まあ、それは置いておいて、陰陽といえば『喧嘩商売』（本多康昭、講談社）の陰陽トーナメントってどうなったんだろうね？　連載が再開された話も聞かないし。そういえば先が気になる漫画って結構あるよね。『ベルセルク』（白泉社）は三浦建太郎さんが亡くなってしまったし、『テラフォーマーズ』（貴家悠原作、橘賢一作画、集英社）も続きが出ないし、『HUNTER×HUNTER』（冨樫義博、集英社）もどうなるんだろうね」

「せっかく今回はいい話かと思ったら、結局漫画……」

参考文献

1) 日本腎臓学会, 編. CKD診療ガイド2012.
https://jsn.or.jp/guideline/pdf/CKDguide2012.pdf
2) 日本腎臓学会, 編. エビデンスに基づくCKD診療ガイドライン2018.
https://cdn.jsn.or.jp/data/CKD2018.pdf
3) Kuczera P, et al. The prevalence of metabolic acidosis in patients with different stages of chronic kidney disease: single-centre study. Kidney Blood Press Res. 2020; 45: 863-872.
4) Cook EE, et al. Prevalence of metabolic acidosis among patients with chronic kidney disease and hyperkalemia. Adv Ther. 2021; 38: 5238-5252.
5) Ahmed AR, et al. The prevalence and management of metabolic acidosis of chronic kidney disease. Ir Med J. 2019; 112: 1002.
6) 安井至. マイナスイオンとサイエンス：商品化は未科学を科学にしてから. におい・かおり環境学会誌. 2003; 34: 257-260.

この局面に この一手！　食事指導（代謝性アシドーシス①）の定跡　その七

- ☑ 自分が診る患者層の腎機能でアシドーシスが起こるか？　という発想が大事です。

- ☑ もしアシドーシスなら、尿のpHを確認してアニオンギャップが開大する代謝性アシドーシスであることを確認しましょう。アニオンギャップが開大しない場合はCKDに伴うものとは考えにくいです。

コラム

炭酸飲料でアシドーシスが悪くなりますか？

　「身体が酸性に傾いているので、中和するために薬を飲みはじめましょう」と話すと、「えぇっ！　じゃあ炭酸飲料はやめたほうがいいですよね？」と言われ、「そうですね」と答えましたが、炭酸飲料がアシドーシスを悪くするかについて、実はあまりよくわかっていません。私が検索した限りでは、残念ながら炭酸飲料とアシドーシスとの関連は見つけられませんでした。

　炭酸はCO_2ですので、もしかしたら代謝性アシドーシスは起こりにくいのかもしれません（調べてみると、炭酸飲料と呼ぶには法律で基準が決まっているけれども、微炭酸や強炭酸には明確な決まりがないようです）。話はズレていきますが、リンの含有が多いため、進行したステージのCKDの患者さんには勧めにくい飲み物となります。これらを調べているときに、秀逸なケースレポートがありました。清涼飲料水の長期過剰摂取を調べたもので[1]、この中のTable.2をみると、「コーラでこんなに低K血症になることがあるんだ！」と驚きます。今後低K血症の診療をするときに「コーラなどの炭酸飲料をたくさん飲みますか？」という質問を追加する必要がありそうです。

　アシドーシスとは関係ない大分前の論文になりますが、炭酸飲料を飲むとアルブミン尿の増加があるという報告はありました[2]。

参考文献

1）浅見美穂, 他. 清涼飲料水の長期過剰摂取により低カリウム血症性ミオパチーを起こしたと考えられた2型糖尿病の1例. 糖尿病. 2014; 57: 197-203.
2）Shoham DA, et al. Sugary soda consumption and albuminuria: Results from the National Health and Nutrition Examination Survey, 1999-2004. PLoS One. 2008; 3: e3431.

第1局　食事指導

代謝性アシドーシス②
酸負荷の観点から
食事を見る

★☆☆

ちょっとアドバンスな食事の酸負荷の話です。

「もう少し漫画の話を聞きたいのですがよろしいですか？」

「ダメ！　腎臓の解説書であって、漫画の解説書ではないんだから！」

「まあ、そうだよね。前回はCKDにおけるアシドーシスの有病率について里見先生が
しっかり解説してくれたね。あと、簡単な代謝性アシドーシスの話ね」

「随分ざっくりでしたね」

「うーん、あのくらい一目でできることが重要だと思うよ。教科書や専門医試験の参考書
には、サリチル酸中毒なんかの難しい症例が載っているけどさ。日常臨床の大半は典型
例だし、まずそちらを正しくできて、"何か違うかな？"というときにしっかり考えた
ほうが実践的だよ」

「あのぅ、サリチル酸中毒って何ですか??」

「知らないの!?」

「酸塩基平衡については国試に出たら捨てる問題としていました」

「……（絶句）」

「国試なら、それもありじゃない？　合格点を取ることが目的だから。里見先生、簡単に
解説してみて」

「はい、サリチル酸は主にアスピリンですが、海外の報告がほとんどです。日本でも報告
を見かけましたが中毒のものが多い印象です[1,2]。アロマオイルで使われるウィンター

グリーンに含まれているそうです。簡単に言うと、サリチル酸による呼吸中枢の刺激による呼吸性アルカローシス、代謝物による代謝性アシドーシスを加えた複雑な酸塩基平衡障害をきたします」

「うん、そうだね。その話は『コールドケース 迷宮事件簿』という少し古いアメリカの刑事ドラマでのトリックで使われたから知っている人もいるかもしれない。ドラマで使われているシンディ・ローパーの『True Colors』という曲も印象的だね。そういえばサリチル酸は古代から使われているっていう話をなんかの本で読んだなぁ」

「へぇ〜」

「何か大幅に脱線していますので、そろそろ本題に戻りません？」

「そうだね。リアルワールドでいきなり"この酸塩基平衡は何？"ということはあまりなくて、病歴を聞いて、当たりをつけて検査だからね。もちろん、きちんと分析はできたほうがいいと思う。特に定型的に行うから医者になる前に身につけたほうがいいよ。そのためには、『SHORT SEMINARS 水・電解質と酸塩基平衡 step by stepで考える』（黒川清、南江堂）という本を推薦しておこう。僕はこの初版本を学生時代に何十回も読んで、研修医のときに最初の100例に従って分析したらできるようになったんだ。さて、CKDのアシドーシスだったよね。前回は揮発性、不揮発性の酸の話をしたから、今回は食事との関連についての話をしておこうか。酸性食品、アルカリ性食品ってあるけれど知っているかな？」

「身体に良いのがアルカリ性、悪いのが酸性！　の印象です」

「なんとまぁ適当な……。古賀先生が言うと全部インチキくさくなるね。でも、確かに酸性食品、アルカリ性食品と言いますが、よく考えたことはありません」

「そうだよね。昔僕が聞いた話では、"燃やしてできた灰を水に溶かして酸性なら酸性食品、アルカリ性ならアルカリ性食品"なんて言われていたけれど、全然理解できなかったんだ。だって、食べる前に灰にするわけにいかないからね……。で、最近になってこの論文を見つけてやっとわかってきたんだよ[3]」

「ちょっと待ってください。あっ、これフリーですね。ダウンロードして見てみます」

「なるほど、こういう論文があるんですね」

「何ですか、この複雑な式……。Potential renal acid load（PRAL）、net endogenous acid production（NEAP）とあります」

「この計算式は複雑だよね。PRAL、NEAPは食事中の酸塩基負荷らしいんだ[4]。ちなみに読者も知りたいと思うから紹介しよう。計算式は 図1 の通りだよ」

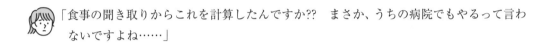
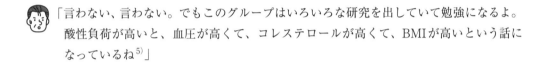

PRAL（mEq/d）＝0.488× タンパク質（g/d）＋0.0366× リン（mg/d）
　　　　　　　－0.0205× カリウム（mg/d）－0.0125× カルシウム（mg/d）
　　　　　　　－0.0263× マグネシウム（mg/d）
NEAP（mEq/d）＝[54.5× タンパク質（g/d）／カリウム（mEq/d）]－10.2

図1　PRAL、NEAPの式

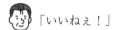「食事の聞き取りからこれを計算したんですか??　まさか、うちの病院でもやるって言わないですよね……」

「言わない、言わない。でもこのグループはいろいろな研究を出していて勉強になるよ。酸性負荷が高いと、血圧が高くて、コレステロールが高くて、BMIが高いという話になっているね[5]」

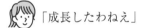「なるほど。こういうデータって、タンパク質の係数が0.5弱と大きいのでそこに重み付けがあると捉えていいですか？」

「いいねぇ！」

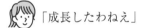「『腎臓病薬物療法の定跡』（p.95）で重み付けについて教えられたので、意識するようにしました」

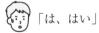「成長したわねえ」

「えへへ」

「調子に乗らないでね」

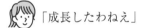「は、はい」

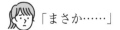「となると、タンパク質の負荷がやはり、酸負荷のメインになりそうだね。タンパク質といえば……」

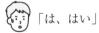「まさか……」

「（キラーン！）」

「焼き肉屋で続きの話をしようか」

「やっぱり……」

「では、仕事が終わったらいつもの焼き肉屋に集合で〜」

——場所は変わって焼き肉屋にて

「いつもありがとうございます」

「では、おかみさん、いつも通り瓶ビールと特上タン、特上ロース、切り落としのカルビ
　で。あとキムチもお願い」

「先生は本当に焼き肉好きですよね」

「うん、好きだね。初任給もここで親にご馳走したくらいだもの」

「偉いですね！」

「今のうちに孝行しておいたほうがいいよ。患者さんをみていると、人生何が起こるかは
　わからないと痛感するからね。まあ、湿っぽい話はなしで。さて、酸負荷についてだ
　よ」

「となると……焼き肉は酸負荷が高いんですか？」

「そういうことになるよね。酸負荷を考えると、肉は少なく野菜は多くということになる
　よ」

「何か味気ない……」

「いや、そのくらいでいいんじゃい？」

「僕も肉を食べないと力が出ないね。吾妻光良 & The Swinging Boppers の『やっぱり肉
　を喰おう』が僕のテーマソングだから」

「誰ですか、それ。里見先生は知っていますか？」

「私、長澤先生が話すミュージシャンは基本わからないから」

「う……。いや2021年に65歳にしてプロになった吾妻光良さんを知らないとは……。日本のジャイブといえばこの人だよ。兄のジョージ吾妻さんは有名なロックギタリストだし、ブルースギタリストの永井"ホトケ"隆さんとブルー・ヘヴンというバンドを組んでいたんだよ、それで……」

「はい、そろそろやめましょう。どうして腎臓内科の本が焼き肉とミュージシャンなんですか……」

「……。それを言われると……。じゃあ話は戻って、低タンパク食（LPD）を酸負荷で考えると、LPDでは酸負荷が少ないためにアシドーシスが進まず腎保護作用があるとも捉えられるんだ。さらにLPDが進んだ"Very Low-Protein Diet（VLPD）"と呼ばれているものがある。一般的LPDが0.6〜0.8g/kg/日とすると、VLPDは0.3g/kg/日程度。ただ、栄養不足を補うためにケトアナログを組み合わせているよ[6,7]」

「ケトアナログって何ですか？」

「簡単に言えば、窒素を含まないアミノ酸などのことよ。αケト酸、βケト酸、γケト酸とかあるわ」

「なるほど、そうすると窒素負荷が少なくてBUNが上がらないし、さっきの話だとアシドーシスも進まないわけですね」

「まあ、そういうことだね。ただ日本では、ケトアナログは保険診療では未発売だから、使うなら個人輸入になるね。前項でも話したし、個人的な意見になるけれども、LPDは効くには効くけど、対象の患者年齢（大規模研究などは若い人が多い）や原疾患、食事への予算と労力、その他の合併症など、患者さんの人生における優先順位などを総合して考えないといけないからね。LPDは大規模研究などでも遵守率が低いんだよね、そのくらい大変なのよ」

「そうですよね、そこまで労力と情熱をかけられる人がどのくらいいるかですよね……」

「だよね。だから総合すると**LPDは専門医でいいんじゃない？** と話すわけよ」

「なるほど、勉強になりました。あっ、もう一つカルビをお願いします」

「若いねぇ〜」

「となると、 図1 の式を考えると、カリウムをたくさん摂れば、中和されるんですか？」

「理論上はそういうことになるね。実際にメタアナライシスでも酸負荷が低下することで、eGFRの傾きが−3.3mL/minと減ってHCO$_3^-$が3.3mmol/L上がることになっているよ[8]。ただし、食べた肉の10倍野菜を摂ったり、カリウム製剤を飲んだりすれば健康になるのか？ ということはわからないよね。RAA系阻害薬を飲んでいるCKD患者でカリウム製剤を投与するのは怖いし、果物をたくさん食べればカリウムとカロリーの問題が生じるし、まあ何事もバランスだよ。だから、バランスよく食べるということに尽きるんじゃないかな」

「まともなことを言っていますね。でも、先生自身は無茶苦茶な食生活ですよね」

「う……。それを言われると……。いやぁ、これは本だからね、少し脚色が……。さておき、少し河岸を変えてバーに行こうか。おかみさん、ごちそうさまでした」

参考文献

1) 方波見謙一, 他. 多発性脳出血を伴ったサリチル酸中毒の1例. 日集中医誌. 2016; 23: 595-596.

2) 曽我部拓. 尿細管障害を合併したサリチル酸中毒の1例. 日本集中治療医学会雑誌. 2020; 27: 121-122.

3) Akter S, et al; Japan public health center-based prospective study group. Dietary acid load and mortality among Japanese men and women: The Japan public health center-based prospective study. Am J Clin Nutr. 2017; 106: 146-154.

4) Murakami K, et al; Japan dietetic students' study for nutrition and biomarkers group. Association between dietary acid-base load and cardiometabolic risk factors in young Japanese women. Br J Nutr. 2008; 100: 642-651.

5) Murakami K, et al. Higher dietary acid load is weakly associated with higher adiposity measures and blood pressure in Japanese adults: The national health and nutrition survey. Nutr Res. 2017; 44: 67-75.

6) Bellizzi V, et al.; ERIKA study-group. Very low protein diet supplemented with ketoanalogs improves blood pressure control in chronic kidney disease. Kidney Int. 2007; 71: 245-251.

7) Raffaele Di Iorio B, et al. Very low-protein diet (VLPD) reduces metabolic acidosis in subjects with chronic kidney disease: The "Nutritional Light Signal" of the renal acid load. Nutrients. 2017; 9: 69.

8) Navaneethan SD, et al. Effects of treatment of metabolic acidosis in CKD: A systematic review and meta-analysis. Clin J Am Soc Nephrol. 2019;14 : 1011-1020.

この局面に この一手! 食事指導（代謝性アシドーシス②）の定跡　その八

☑ 酸負荷という観点でタンパク摂取を捉えると腎臓内科的には興味深いですが、ちょっと難しいです。

☑ 低タンパク食（LPD）と組み合わせて考えると、専門医レベルの話になります。

第1局 食事指導

禁煙
酒とタバコと腎臓と：
まずは禁煙、そこが第一歩

★★★

「禁煙、禁煙！」と言いますが、言うは易く行うは難し、です。何が問題なのかを一度考え直しましょう。

——バーにて

「いらっしゃいませ」

「こんばんは～。今日もよろしくね。じゃあ、僕はオールドエズラにしようかな」

「僕もそれ飲んでみます」

「私はモスコミュールで」

「かしこまりました」

「聞いてもいいですか？」

「もちろん」

「お酒と腎臓の関係ってどうなんですか？」

「また、素人質問」

「里見先生どう？」

「はい。『エビデンスに基づくCKD診療ガイドライン2018』[1]には"CKD患者を対象とした観察研究が少なく、適度な飲酒量についての推奨は困難である"とありますし、一般的な推奨としてアルコール換算で1日20g程度ですので、同じようにこの値で考えています」

「そうだよね。飲酒はやはり肝臓や依存症の問題が強い印象だよね。この海外の論文でだけど、アルコール消費量は食生活、運動、喫煙なども関係してくるから難しいよね[2]。せっかくバーにいるから切っても切れない喫煙との関係について考えておこう。ちょうどお酒もきたしね。マスター、最近タバコを吸う人は少ないですよね？」

「はい、ずいぶん減りましたね」

「（ごくり）これも強いですね」

「このちょっとスパイシーな感じがオールドエズラだよ。もちろん若いエズラブルックスでもいいんだけど、スパイシーさと角の取れた甘みのバランスがいいね」

「よくそんなのを飲めますね」

「まあね。若い頃から飲んでいるしハードリカーだからね」

「……。腎臓とタバコの話にしましょう」

「そうだね。最近では、喫煙は大きな健康問題として扱われているよね。タバコを吸う人がかなり減ってきている。これが平成に入ってからのデータだよ（図1）[3]。」

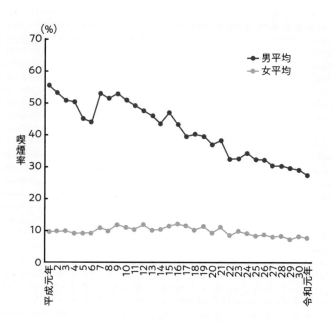

図1　喫煙率の推移
（厚生労働省. 飲酒・喫煙に関する状況. 国民健康・栄養調査結果の概要. を参考に作成）

もっと古いのがこちら（図2）3)。

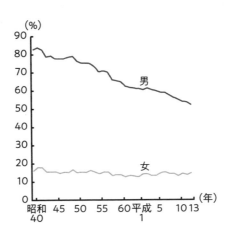

図2 **昭和40年から平成13年の喫煙率の推移**
（厚生労働省.飲酒・喫煙に関する状況.国民健康・栄養調査結果の概要を参考に作成）

なんと昭和40年代は男性は80％台だったのが、直近では27％程度になっているんだね。確かに、この時代の日本映画っていうと、クレージーキャッツの無責任シリーズから日本一シリーズまで職場でタバコを吸っているのは当たり前だよね」

「何ですか、その映画は……。でも、女性の喫煙率はあまり変わらないですね」

「結構、看護師さんでもタバコを吸っている人を見ますよね」

「まあ、そうだね。職業別の喫煙率を見たことはないけれど、一般論として女性の喫煙率が下がらないことは問題だと思うよ。特に妊娠・出産を考えているような世代ではね。このあたりのことは厚生労働省のホームページにも掲載されていて、日本の受動喫煙対策を含めて世界で"最低レベル"という評価になっている4)。これを受けて分煙化などの動きを東京オリンピック誘致もあって推進したよね。でも、飲食店はきっと大変でしたよね？」

「はい、大変でした」

「もちろん"タバコを売らなければいいんじゃない？"という極端な意見もあるし、"タバコを1箱1,000円にすればいいんだ！"という話が出てどんどん値上げされたとしても、値段が高いだけで皆やめるということはないだろうね。これはニコチン依存症なわけだから……。と僕は思う」

「いろいろ難しいですね」

「まあ、日本は独裁国家でもないしディストピアでもないからねえ。誰がどんな意見をもつかは自由。ただし周りの人も同様に自由だし、他人の権利や健康を侵害してはいけないよね。極端なことを言うと、自殺を罪に問う法律はないけれど、自殺を手伝うと罪に問われるわけだよね？　それなら、タバコを吸うのはあなたの自由だけれど、副流煙などの受動喫煙で人の健康を害するのはダメですよ、ということだよね」

「酔っ払いのグダグダな話にも聞こえますが、何か政治的ですね」

「新型コロナウイルスワクチンでもそうだったけれど、個人の権利と他人の権利、公衆衛生的なバランスを常に考えていく必要はあるよね」

「先生、かなり酔っています？」

「酒を飲むとくどくなって嫌だねぇ。まあこれは医学書だから、僕は“**喫煙はわりに合わない**”、“**公共の場では禁煙**”、“**新規の喫煙者を増やさない**”、“**未成年、妊婦の禁煙を勧める**”ことが大事だと思っているよ。さて、腎臓に対する影響は里見先生に解説してもらいましょう」

「あっ、はい。これはズバリ『エビデンスに基づくCKD診療ガイドライン 2018』に“CKD進行やCVD発症および死亡リスクを抑制するためにCKD患者に禁煙は推奨される”[1]とあるので絶対に禁煙です。このガイドラインの中にIgA腎症でも膜性腎症でもリスクが上がることが書かれています」

「そうだね、腎臓内科的には喫煙が腎臓に対してメリットがある状況はみたことがないよね。他には？」

「内科的な話でいうと、心血管イベントのリスクは当然上げますし、様々な悪性腫瘍のリスクを上げます。そしてCOPDの主要な原因となっています。小児に目を向ければ乳幼児突然死だけでなく、気管支炎などのリスクを上げますし、妊娠中の喫煙は低体重児のリスクをはじめとする妊娠中のトラブルを増やすことが知られていますね。美容的にはお肌がいたむからそれだけでデメリットだわ……」

「そうだね、他にも齲歯や歯周病などの問題もあるしね」

「確かに医療関係者でわざわざタバコを勧める人はいないですよね。ところでこの前、外科の先生が“禁煙しないなら手術しない”なんて言っていましたが、あれはアリなんですか？」

「一度そういう問題について調べたことがあるけれど、決定的な判例は見つけられなかったな。もっと本格的なデータベースならあるのかもね。ただし、喫煙者は周術期のトラブルが多いことは知られているし、創傷治癒も悪いと言われている。法律的にOKかどうかはわからないけれど、患者側が挙げたリスクに対して医療側が断る状況はあり得ると思うよ。でも、"喫煙だけで済むのか？"という問題があるし、じゃあ"高度肥満はどうする？"、そもそも喫煙が依存症と考えると"本人のせいなのか？"、そうなると"肥満は自分のせいか？"なんてことになっていくでしょう？」

「そうですね」

「じゃあ、リスクに応じて加算を取るとか？」

「それはアリだと思う。分娩なんかではハイリスク加算があるよね。肥満における加算はあるかな？　加算をどんどんつけても、喫煙しているか否かをどう判断するのか？　誰がチェックするのか？　不正をどうやって見抜くのか？　とかいろいろな問題があるね。本当はこういうリスクを定量化するためにデータベースを作って科学的に解析して論文などにして、そこを反映させたほうがいいよねえ」

「難しいんですね。ところで、禁煙はどのように進めていけばいいのでしょうか？」

「これは、ずばり禁煙外来を勧めるのがいいと思うんだよ。ほら、腎臓を診ている主治医が無理に"禁煙、禁煙"と言うと、患者さんとの信頼関係が崩れることもあるじゃない？　禁煙外来はもちろん、世の中には日本禁煙学会認定指導者や日本禁煙学会認定専門指導者、禁煙サポーターもいるよ。さらに禁煙支援士というものもあるんだよね。こちらには初級・中級・上級とあるからね。しっかりトレーニングを受けた人が指導したほうがいいと思う。彼・彼女らは"なぜ禁煙できないか？"について正しく学んでいるからね。僕らと比べたら、イライラせずに根気よく対応してくれるんじゃないかな？　こちらは、本数を減らしたくらいでイベントは減らないなんてデータを知っているから[5]。"ちょっと本数減らしました！"なんて言われても、"ふーん……"と思うわけ」

「確かにそうですよね。つい"禁煙しなさい！"と強く言ってしまいますから……」

「うん。"自分の努力でどうにもならないから依存症だ"ということをたくさんの人が認識するといいよね。依存症とは違うけれど、車椅子の人に"階段を昇れ"と言う人はいないでしょう？　こんな感じでわかりやすいときはいいんだけれど、精神的な問題などは外から見てわかりにくいからね」

「確かに」

「この前見た厚生労働省の依存症対策のサイトに漫画があって、これは勉強になったよ[6]。『だらしない夫じゃなくて依存症でした』（三森みさ、時事通信社）も勉強になったね」

「なるほど。依存症のことは置いておいて、近くに禁煙外来がない人はどうすればいいですか？」

「そこは結構問題よね。ただ、自治体の広報誌なんかを見ていると、禁煙支援などは比較的あるみたいだし、これこそオンライン診療が向いていると思うんだよね」

「使えるものは何でも使え、ですね。先生は自治体の広報誌なんかも読んでいるんですね！」

「そうだよ、かなり税金納めているわけだから適正に使われているかをチェックする必要はあるよね」

「へえ～。ところで、どうしてそんなに依存症のことをいろいろと知っているんですか？」

「僕がライブで見た中で一番歌が上手！　と思ったのはデヴィッド・クロスビーなんだよね。ロックバンド "Crosby, Stills, Nash & Young"（通称CSNY）のCね。彼は薬物中毒で1980年代は良いパフォーマンスができていなかったんだ。エリック・クラプトンもアルコール依存や薬物依存があったよね。日本のミュージシャンで……」

「（しまった……）」

「（あーあ。これを打開するために聞いてみよう！）ところで、先生が一番歌が上手だと思った人って誰ですか？」

「うーん、結構その時々だけれど。一番上手だなあと思っているのはアレサ・フランクリンだな。残念ながらライブを見ることができなかったんだけどね。オーティス・レディングが飛行機事故で亡くなったから飛行機に乗らない主義でツアーが限られた場所だったし、僕がアメリカにいる頃には体調を崩していたからねぇ。あ、その顔はもしかして……知らない？　映画『ブルース・ブラザーズ』では存在感ある演技をしていたじゃない!?　続編にも出ていたよね。そういえば、『アメイジング・グレイス』は鳥肌映画だったね、当時30歳でこの貫禄!!　CDはもちろん名盤だったけれど、これを映画で観られるとは！　ジェニファー・ハドソンの主演の伝記映画『リスペクト』も良かったね」

「（古賀先生を睨み小声で）火に油を注いだでしょう……」

「（小声で）本当にすみません……」

「亡くなったときに山下達郎の『サンデー・ソングブック』で追悼特集もあったし、『ERIS』というウェブ音楽雑誌でのピーター・バラカン×鷲巣功×萩原健太の鼎談も面白かったね」

 「……」

参考文献

1）日本腎臓学会, 編. エビデンスに基づくCKD診療ガイドライン 2018. 東京医学社.
https://cdn.jsn.or.jp/data/CKD2018.pdf

2）Chang HJ, et al. Associations between lifestyle factors and reduced kidney function in US older adults: NHANES 1999-2016. Int J Public Health. 2021; 66: 1603966.

3）厚生労働省. 飲酒・喫煙に関する状況. 国民健康・栄養調査結果の概要.

4）厚生労働省. e-ヘルスネット. 喫煙.
https://www.e-healthnet.mhlw.go.jp/information/tobacco)

5）Jeong SM, et al. Smoking cessation, but not reduction, reduces cardiovascular disease incidence. Eur Heart J. 2021; 42: 4141-4153.

6）厚生労働省. 依存症の理解を深めよう.
https://www.izonsho.mhlw.go.jp/index.html

この局面に この一手！　食事指導（禁煙）の定跡　その九

☑ まずはお酒はほどほどにしてもらいましょう（アルコール換算20g/日）。

☑ タバコはCKDにもメリットがないので、いろいろな手を使い禁煙を勧めましょう。

どんな環境で映画を観ていますか？

　こちら、よく聞かれる質問です。当たり前ではありますが、映画は映画館で観ることが圧倒的に良いと思います。映画監督もまさか家で観られることを前提に撮っていないでしょう。Netflix など動画配信サービスが強くなってるのでどうなるかわかりませんが、映画館は没入感が違います。そして音質が別格です。特に新しい映画館はどんどん音響設備が良くなっていきます。それだけで新しいところへ行く価値があります。特にハリウッド系の迫力のある映画はそのような場所で見るのがいいですね（ドキュメンタリー映画などはあまり音質を気にしなくていいのですが）。

　家では薄型テレビの音質に不満があり、Bose Soundtouch 130 を以前購入しました、購入後まもなく廃盤になってしまいました。

　「自宅にシアタールームを作ったらいいじゃないですか？」なんて言われることもありますが、理想的な部屋を作るのに一体いくらかかるのか、見当つきますか？　壁、オーディオの電源や配線からこだわって、エアコンも音静音使用のものに……数百万円で済めばまだいいですが、数千万円コースになりそうです（そうすると、ソフトに回すお金がなくなります）。

　とはいえ、良い音で聞きたいので少しずつ改良しています。経験上、電源回りを交換すると音質が良くなります（良い音質という定義が人によって様々ですが、電源回りをよくすると音の密度がグッと高まります。私はこのような音が好みです）。次はケーブルをベルデンにしたら音の密度が少し高まりました。

　没入感を高めるには、自宅だとヘッドホンで鑑賞するのが良いでしょう。ステレオ標準ジャックであればSONY MDR-CD900ST、イヤホンジャックだったらAKG K240 Studioを愛用しています。長い時間着けていると、耳のあたりが熱くなって映画1本を見るのが限界です。「音楽が良かったお勧めの映画は？」という質問も多いですが、これは本当にそのときの気分で答えています。半年後には別の答えになっているかと思いますが、この音楽を聴くと映画のシーンを思い出すものとして挙げるならば、ヴィム・ヴェンダース監督の『パリ、テキサス』でしょうか。音楽がライ・クーダーですので外せません。また、ハンフリー・ボガート主演の『カサブランカ』で流れる『As Time Goes By』、ポール・ニューマンとロバート・レッドフォードの共演した『スティング』の『The Entertainer』というラグタイムピアノの曲も印象に残っています。『ゴッドファーザー』もニーノ・ロータの作るテーマ曲は印象が強いです。クエンティン・タランティーノ監督の映画は音楽にグッとくることが多いですね（強いて一番を挙げるならば『レザボア・ドッグス』は冒頭7分近く会話が引き延ばされ、そこから『Little Green Bag』が入ってくるところにゾクッときます）。『恋する惑星』のフェイ・ウォンがカバーして歌っている『夢中人』も印象に残っています。比較的最近の映画だと『ベイビー・ドライバー』は音楽と画のバランスがスタイリッシュでした。本当に映画って良いですよね。

第 2 局 運動療法

最近のトレンドは CKD にも適度な運動

★★★

安易に「腎臓が悪いから安静にしてね」と言うのはよしましょう。

「昨日はお世話さま。古賀先生のせいで長引いたじゃな～い。しかもあのタイミングで長澤先生の好きな話を振って長引かせるとはね……」

「すみません。完全に裏目に出ました……」

「映画と音楽の話は危ないからね。特に2軒目ではしないようにね」

「はい！」

——Dr.長澤、現れる

「昨日はお疲れさま。いやぁ、遅くまで飲んだから寝不足だねえ。禁煙の話が、何か変な方向に行ってしまっていたよね」

「昨日もごちそうさまでした」

「ごちそうさまでした」

「うん、若いと回復も早くていいね！　今日は何の話をしようか？」

「栄養、禁煙ときたら運動なんていかがでしょう？」

「そうだね。運動も大事だ。このあたりは腎臓病診療でも重要で、ここ10年でトレンドが変わったんだよね。昔は"腎臓病"というと、やたら安静にさせていたのよ。前の項に出ていた"低タンパク食"で思考が止まっている医者はたくさんいるし、患者さんも何となく"腎臓が悪くなると安静"というイメージをもっていることが多いね」

「運動は身体に良い！　っていつ頃から言われているんですか？」

「その答えって結構難しいけれど、ヒポクラテスが"運動が健康の維持に重要である"と言ったらしいという記事を見たことがあるし、中医学でも似たような記載を見たことあるよ。きちんと原文が読めるものでは貝原益軒の『養生訓』で"歩くことが重要だ"と書かれていたはず。まあ、観察力は評価するけれど科学的とは言えないよね。これらの元データや元文献には出合うことができないから、第一次世界大戦のときにある飛行士が"ブルーベリーをたくさん食べているから夜飛んでいてもよく見える"と言った、みたいな話と変わらないよ」

「この最後のくだり必要でしたか？」

「うっ……。そんなこと言わずに。僕が臨床上重要だと思っている研究はJerry Morrisのもので、イギリスの鉄道会社で働いている車掌の群と運転手の群に分けて分析した結果、運転手の群のほうが心筋梗塞が多かったという報告だね[1, 2]。これがアメリカのフラミンガム研究や久山町研究につながっていくよ。フラミンガム研究では運動習慣と心血管イベント[3]や認知症に対しての論文[4]が出ているし、久山町研究でも同様に運動は認知症を減らしているようだ[5]」

「やはり、よく言われる生活習慣が変化したことによる運動不足が問題なんでしょうか？」

「そこに関しては、僕はちょっと疑問をもっているんだ。もちろん昔の人と比べて歩かなくなったと言われているけれど、少なくともこの10年では変わりないよね（図1）[6]。

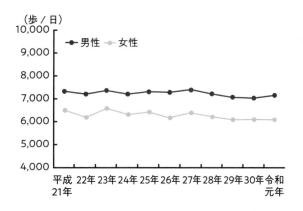

図1　年齢調整した歩数の平均値
（厚生労働省. 歩数の状況. 令和元年 国民健康・栄養調査結果の概要. https://www.mhlw.go.jp/content/10900000/000687163.pdf. p22 より作成）

ちょっと昔のデータを探してみると、こんなサイト[7]を見つけたんだ。そこに昭和22年から平成15年までのデータがあるよ。ちなみにこれ、面白くて昭和33年に血圧が出てくるし、昭和39年に握力、昭和46年にブローカ式桂変法での肥満についての計測があって、昭和59年に運動不足と肥満のことが言われている、昭和62年に運動状況についての記載があって、運動の種類としては散歩が多いみたい。実は平成元年になって初めて歩数が出てくるんだよ。このときの平均歩数が7,500歩強とあるし、歩数が多いほど血圧は低く、HDLも低くなる傾向とある。このあたりから歩数の統計データが出だしているのを見ると、実は"若者の歩数はあまり変わっていないものの、年をとると歩数が減る"という当たり前のことがわかる」

「へえ……面白いですか？」

「長澤先生はかなり変だから、あまり気にしなくていいと思うわ」

「変なのは確かだね。ただ、自分の専門分野や"おあし"をいただくような場面で、民間療法や言い伝え、テレビの健康番組で見聞きしたような話を鵜呑みにするわけにはいかないと思うのよね」

「そういえば、薬物療法でも同じようなことを仰っていましたね」

「うん。料理屋でも板前が魚も野菜も全部自分で目利きしたというほうが聞こえは良さそうだけれど、実際には信頼できる魚屋や八百屋があって、そこから買っていることが多いだろうね。もっと言えば仲卸から買うのだろうけど。もちろん信頼関係があることは前提で、板前が現物を見てものがわからなくてはダメだよね。この板前に該当するのが医師の仕事で、信頼できる仲卸に当たるのがガイドラインやコクランレビューだと思っている。だから、そりゃ悪徳な卸もいるから見抜く力が必要だし、論文自体を理解できないと目が利かないわけだからそれはどうかと思うのよ」

「はぁ……」

「要するに、1回論文を書くということは、野菜作りで土を耕すところから始めるとか、魚釣りで船を出してもらうことから準備するみたいなものだからさ。このプロセスが理解できると論文の善し悪し、ありがたみがわかると思うよ。だから、"1回は論文を書いてごらん"って言うのよね。そのあたりは『「論文にしよう！」と指導医に言われた時にまず読む本』（中外医学社）を読んでね！」

「はい出た。やっぱり、ここでも他社さんの本を宣伝するんですね……」

「ところで、どうして"腎臓病には安静"という話だったのでしょうか？」

「うーん、一番大きい理由は多分"昔の偉い先生が言ったから"」

「何ですか、それ!?」

「まあまあ……。インターネットが急速に普及したのは2000年頃からだよね。Windows 95あたりかな、まあいいか。Up to Dateだって昔はCDだったんだから。それ以前も論文は舶来のカタログを見て取り寄せて原文を読んで、それで抄読会などでお披露目をして……ということをしていたと思うよ。だから、それなりの人（地位もあり最新のツールも与えられ何かと優遇される人）じゃないとたくさん論文を読めなかったんだろうね。そんな時代に、一番情報にアクセスできたであろう教授とかが、いろいろ読んで発表したんだろうね」

「そんな時代だったんですね！」

「僕ですらパソコン通信はしていなくてインターネットになってから始めたからね」

「何ですか？　パソコン通信？」

「まあ、僕はその、オタクではないから。パソコン通信はモデムと電話回線を使って行う通信だよ」

「え、モデム？　何？」

「……。まあそういう時代に、運動をすると一過性に尿タンパクが増える、腎血流が減少するという話があったんだよ。ただ、その後の論文をよく読むと、IgA腎症で運動後に一過性に尿タンパクが増えても、もとのレベルに戻る。確かに運動負荷によって腎血流は減少するんだけど、虚血になるほどではないのよ。このあたりのことを耳学問レベルで鵜呑みにしている人が、よく検証せずにそのまま臨床に適応していることが多いんだろうね」

「そうなんですね」

「ところで……気になっていたのですが、先ほど先生が言われた"おあし"って何ですか？」

「ああ、今でいうお金のことだよ。落語なんかでよく使われるよね」

「はぁ……」

「そうなんですね！」

「おあとがよろしいようで。次は実践的なことを話していこう」

参考文献

1) Morris JN, et al. Coronary heart-disease and physical activity of work. Lancet. 1953; 262: 1053-1057.

2) Morris JN, et al. Coronary heart disease and physical activity of work; evidence of a national necropsy survey. Br Med J. 1958; 2: 1485-1496.

3) Kannel WB. Habitual level of physical activity and risk of coronary heart disease: the Framingham study. Can Med Assoc J. 1967; 96: 811-812.

4) Spartano NL, et al. Accelerometer-determined physical activity and cognitive function in middle-aged and older adults from two generations of the Framingham Heart Study. Alzheimers Dement (N Y). 2019; 5: 618-626.

5) Yoshitake T, et al. Incidence and risk factors of vascular dementia and Alzheimer's disease in a defined elderly Japanese population: The Hisayama study. neurology. 1995; 45: 1161-1168.

6) 厚生労働省. 歩数の状況. 令和元年 国民健康・栄養調査結果の概要.
https://www.mhlw.go.jp/content/10900000/000687163.pdf

7) 国立健康・栄養研究所. 国民栄養の現状.
https://www.nibiohn.go.jp/eiken/chosa/kokumin_eiyou/

この局面に この一手！ 運動療法の定跡　その壱

☑ 腎臓病の患者さんに安静を強いるのは時代遅れです。まずはここを把握しておきましょう。

その弍

第2局 運動療法

さぁ運動！ その前に運動療法の禁忌がないかをチェック

★ ★ ★

運動をして具合が悪くなるわけにはいかないので、事前に確認が必要です。

「実際に運動療法ってどう進めればよいのでしょう？」

「これも、結構具体的な指示を出していない場合が多いよね。患者さんに"運動しなさい"と言って終わり、みたいな……。自分の学生時代や研修医時代などを思い出しても、"〜しなさい"と言われただけでできる人って少ないでしょう？」

「私はどんどんやるほうでしたね！」

「里見先生は、かなり優秀だよ。僕の見立てだと、そういう人は上位20％だと思うよ。いや10％かもね」

「あら、嬉しい♪」

「僕は……」

「まあ、いいんだよ。生き方は人それぞれだからね。それはさておき、運動療法ね。僕だったら"まず禁煙したら"と話すことが多い」

「運動療法に禁煙ですか？」

「意地悪なようだけど、臨床って全部のバランスでの勝負になるから、悪いものを取り除いてから良いものを足さないと改善しないよね。例えば、塩水を薄めるために砂糖を入れてどうにかしようとしても、どうにもならないよね？」

「はぁ……」

「喫煙自体が運動耐用能を下げるし、喫煙自体が血管をボロボロにするから、こんな状態で運動を始めてもよくならないよね。むしろ運動を始めたことによる突然死の心配などが増えそうだよ」

「確かに若くて心血管イベント起こす人って、おしなべて喫煙者ですものね」

「そうなのよ、だから、健康寿命を延ばしたいならばまず禁煙、次に……」

「次に〜？」

「血圧測定！」

「まだ運動じゃないんですか〜？」

「そりゃそうさ。『腎臓病薬物療法の定跡』のときも話したじゃない！」

「確か最初の最初で……p.7に載っていますね！」

「そうそう、これで血圧が高い場合には、まずそちらをコントロールしてからだよ。そのうえでこういうのに沿って進めるのがいいよね（ 表1 、 図1 ）[1]」

表1 生活習慣病に対する運動療法の適応と禁忌

疾患	適応	条件付き適応	禁忌
高血圧	・140〜159/90〜94mmHg	・160〜179/95〜99mmHg または治療中かつ禁忌の値ではない ・男性40歳、女性50歳以上はできるだけ運動負荷試験を行う ・運動負荷試験ができない場合はウォーキング程度の処方とする	・180/100mmHg 以上 ・胸部X線写真でCTR：55％以上 ・心電図で重症不整脈、虚血性変化が認められるもの（運動負荷試験で安全性が確認された場合は除く） ・眼底でIIb以上の高血圧性変化がある ・尿タンパク：100mg/dL 以上
糖尿病	・空腹時血糖：110〜139mg/dL	・空腹時血糖：140〜249mg/dL または治療中かつ禁忌の値ではない ・男性40歳、女性50歳以上はできるだけ運動負荷試験を行う ・運動負荷試験ができない場合はウォーキング程度の処方とする	・空腹時血糖：250mg/dL 以上 ・尿ケトン（+） ・糖尿病性網膜症（+）
脂質異常症	・総コレステロール（TC）：220〜249mg/dL または中性脂肪（TG）：150〜299mg/dL	・TC：250mg/dL 以上またはTG：300mg/dL、または治療中 ・男性40歳、女性50歳以上はできるだけ運動負荷試験を行う ・運動負荷試験ができない場合はウォーキング程度の処方とする	
肥満	・BMI：24.0〜29.9	・BMI：24.0〜29.9 かつ下肢の関節障害整形外科的精査と運動制限	・BMI：30.0 以上

（日本腎臓リハビリテーション学会, 編. 腎臓リハビリテーションガイドライン. 南江堂, 2018. p33 を参考にして作成）

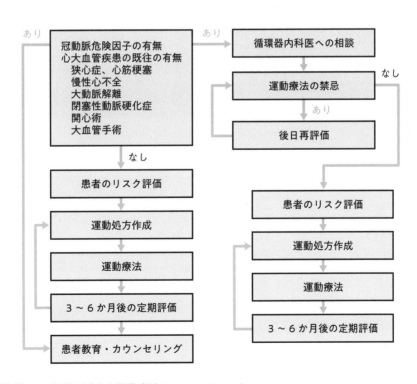

図1 保存期CKD患者に対する運動療法のフローチャート

（日本腎臓リハビリテーション学会, 編. 腎臓リハビリテーションガイドライン. 南江堂, 2018. p33 より許諾を得て転載作成）

第2局
運動療法

「尿タンパクとか高血圧性眼底が禁忌なんですか？」

「確かにそこはあんまり見ていなかったわね……」

「うーん、ここについて僕は"安定していない病態のときは避ける"と捉えているよ。むしろ、**非専門医の先生が尿タンパクと眼底を測る機会**にしてほしいね」

「めちゃくちゃポジティブですね！」

「……。確かに、ここできちんとリスク管理をして血圧の状態などを把握できると、他の治療も行いやすいですものね」

「そうそう。ここまできて、次から具体的な話をするね」

参考文献

1）日本腎臓リハビリテーション学会, 編. 腎臓リハビリテーションガイドライン. 南江堂, 2018. p33.

この局面に この 一手！ 運動療法の定跡 その弐

☑ 「運動しなさい」と患者さんに丸投げしてはなりません。運動ができる状態かチェックしてから勧めましょう。

第2局 運動療法

実際の運動処方はこのくらい

★★★

運動の強度と量を的確に患者さんに提案することは大事な仕事です。

「さあいよいよ運動療法だね。これはもうガイドラインを引っ張ろう（表1）[1]」

表1 CKD患者に推奨される運動処方

	有酸素運動 (aerobic exercise)	レジスタンス運動 (resistance exercise)	柔軟体操 (flexibility exercise)
頻度 (frequency)	3〜5日/週	2〜3日/週	2〜3日/週
強度 (intensity)	中等度強度の有酸素運動〔酸素摂取予備能の40〜59%、Borg指数（RPE）6〜20点（15点法）の12〜13点〕	1RMの65〜75%〔1RMを行うことは勧められず、3RM以上のテストで1RMを推定すること〕	抵抗を感じたりややきつく感じるところまで伸長する
時間 (time)	持続的な有酸素運動で20〜60分/日、しかしこの時間が耐えられないのであれば3〜5分間の間欠的運動曝露で計20〜60分/日	10〜15回反復で1セット。患者の耐容能と時間に応じて何セット行ってもよい。大筋群を動かすための8〜10種類の異なる運動を選ぶ	関節ごとに60秒の静止（10〜30秒はストレッチ）
種類 (type)	ウォーキング、サイクリング、水泳などのような持続的なリズミカルな有酸素運動	マシーン、フリーウエイト、バンドを使用する	静的筋運動

RPE：ratings of perceived exertion（自覚的運動強度）
1RM：1 repetition maximum（最大1回反復重量）
（日本腎臓リハビリテーション学会, 編. 腎臓リハビリテーションガイドライン. 南江堂, 2018. p35 を参考にして作成）

「これって、結構楽な運動じゃないですか？」

「いやいや、腎臓外来に来るような患者層ならばこのくらいが妥当じゃないかな。ガイドラインなんかは科学的根拠をもって掲載する必要があるからね。研究がないものは載らないよ」

「そんなもんですか〜」

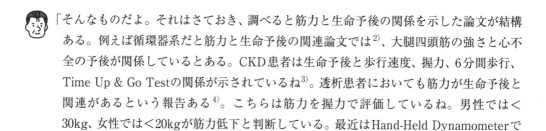

「そんなものだよ。それはさておき、調べると筋力と生命予後の関係を示した論文が結構ある。例えば循環器系だと筋力と生命予後の関連論文では[2]、大腿四頭筋の強さと心不全の予後が関係しているとある。CKD患者は生命予後と歩行速度、握力、6分間歩行、Time Up & Go Testの関係が示されているね[3]。透析患者においても筋力が生命予後と関連があるという報告ある[4]。こちらは筋力を握力で評価しているね。男性では<30kg、女性では<20kgが筋力低下と判断している。最近はHand-Held Dynamometerで筋力を測るという論文が結構出ているよ。いずれにせよ、**筋肉が多いほうが予後が良い、筋力が強いほうが予後が良い、歩行速度が速いほうが予後が良い**、だね」

「筋力ってMMTだけではないんですね。Time Up & Go Testって何ですか？」

「座った状態から、立ち上がって3m先のコーンを回って戻ってまた座るまでの時間を測定するものだよ。こういうのは文章では伝わりづらいからYouTubeなどで見ると参考になると思うよ。検索すると出てくる。MMTももちろん重要だけれど、定量が難しくなるから、論文ではこのような機器が使われるんだろうね。これもYouTubeで見るとどのようなものか理解できる」

「YouTubeって、先生の話の中でよく出てきますよね」

「そうだね。この20年の進歩だよね。子どもたちも皆YouTube好きだから、放っておくといつまでも見ているよ。僕は活字中毒だと思うくらい本が好きだけれど、動画のほうが理解しやすいことはあるよね。特にこのような運動関係のテスト方法は動画が圧倒的にわかりやすいよ」

「なるほど、患者さんにも動画を見せてますもんね」

「うん、『事実 vs 本能 目を背けたいファクトにも理由がある』（橘玲、集英社）に"日本人の3人に1人は日本語が読めない"という記載があって、妙に納得しているんだ。だから、口で説明、文章に書いて説明、動画を見せて説明だね。日本語は認識できるけれども、文章となると理解できない人ってかなりいるから。誰が言ったかは忘れたけれど、"教育は文字を読める人を増やしたが、本を読める人は増やさなかった"ってあるよね」

「長澤先生、サボりたいだけじゃ……。でも日本語を理解できていない人はたくさんいますね。"1つだけまるを付けて"と書いてあるのに2つ付けている人とかたくさんいます」

「おっちょこちょいなだけかもしれないけれどね……。まあ、自分の知っている言葉をつなげて自分の好きなように解釈する人は大勢いるよ。そういう人が"英単語さえ覚えれば英語ができる"と主張している気がするなあ。ただね、ディスレクシアも比較的多いようだし」

「ディスレクシア？」

 「読み書き障害のことですよね？」

 「そうそう、僕もトム・クルーズがディスレクシアっていうので知ったんだ」

 「(あ……トム・クルーズ……何かこの流れはヤバい、触れないでおこう)」

 「なるほど、いろいろな要素があるのですね。運動療法を進めるためのコツって何かあります？」

 「(お！　うまくすり抜けた！)」

 「僕が重要だと思うのは、第一に栄養療法との二人三脚。どちらかだけというわけにはいかない。第二に長く続けることで効果があるから無理をしない。第三はいつも言っていることだよ」

 「転ばせない！　ですか？」

 「そうそう、よく覚えていたね！」

 「『腎臓病薬物療法の定跡』p.38とp.150に出ていましたから」

 「あら、偉い。ちゃんと記憶して」

 「段階を踏まずに無理して運動して転倒ってよくないし、運動療法にのめり込みすぎて、風の強い日に煽られて転倒。雪に日に滑って転倒。なんてことが起こらないように話しておくのがいいね」

 「どう話しているんですか？」

 「イオンの中を歩きな、と話しているよ。」

 「え、イオンですか？」

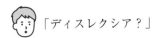 「あくまで喩えね。イオンってイオングループの基礎を作った岡田卓也さんが"タヌキやキツネのでる場所に出店しろ"と言ったらしいんだ。『OB・現役学生なら知っておきたい大学の真実 早稲田大学の「今」を読む』(造事務所編、実業之日本社)に書かれていたよ。関係ないけれど、日本は首都圏ほど1日当たりの平均歩数が多く、田舎は少ないね。この国立栄養・健康研究所の資料5)を見てごらん。そうなると、空調が整っている

室内で、ある程度の大きさがあって、休憩場所があって、自動販売機などで水分補給ができて、万が一倒れても目撃者がいて、AEDがあるところと考えると、イオンって最適じゃない⁉　と思ったのよ。僕が勤めたことのある地方の病院近くにもイオンはあったしね。しかも、イオンは災害対策の指定公共機関になっているから、AEDの場所がわからないとか、点検せずに置きっぱなしなどの可能性は低そうだよね。一定の水準は確保されていそうだよ」

「なるほど」

「でも、イオンへ行くと必ず知り合いに会って嫌です」

「ははは、確かに。この前"リンガーハットで食べていましたね、見ましたよ"と患者さんに言われたな、その場で声かければいいのにね」

「ところで、トム・クルーズって……」

「（ちょっと……これはヤバい）私は仕事を思い出したので病棟へ行ってきますね」

「トム・クルーズね。大人気俳優だよね。何と言っても『トップガン』で着ていたMA-1は日本人に絶大な影響を与えたねえ。あの頃、町中にワッペンをべたべた付けたMA-1を着ていた人がいたよね。その後にオリバー・ストーン監督の『7月4日に生まれて』で主演男優賞、これもベトナム戦争の映画だったね」

「前著でもベトナム戦争映画の話をされていましたねえ」

「うん、アメリカ映画を考えるうえで非常に重要な出来事だよね。公民権運動なども絡めて現代につながる大事な話なんだよ。もちろん、この影響が日本にもくるわけだけれど。そうだ、今晩ご飯を食べながら続きを話そうか。ラーメンを食べたいから『萬寿山』に行こうか。里見先生は中華好きじゃないかもなぁ、まあ一応声をかけてみて」

「はい！」

参考文献

1) 日本腎臓リハビリテーション学会, 編. 腎臓リハビリテーションガイドライン. 南江堂, 2018. p35.

2) Nakamura T, et al. Quadriceps strength and mortality in older patients with heart failure. Can J Cardiol. 2021; 37: 476-483.

3) Roshanravan B, et al. Association between physical performance and all-cause mortality in CKD. J Am Soc Nephrol. 2013; 24: 822-830.

4) Isoyama N, et al. Comparative associations of muscle mass and muscle strength with mortality in dialysis patients. Clin J Am Soc Nephrol. 2014; 9: 1720-1728.

5) 国立栄養・健康研究所. 平成28年 国民健康・栄養調査結果について.
https://www.nibiohn.go.jp/eiken/kenkounippon21/eiyouchousa/kekka_todoufuken_h28.html

この局面に
この一手! 運動療法の定跡　その参

☑ 運動療法の禁忌がなかったら、具体的な運動量を指示します。

☑ 安全に運動ができる場所などの助言もしたほうがいいでしょう。

🕐 コラム

楽しく運動する時代になりそうな良い予感

　運動療法の一番の問題は継続性だと思います。良いことだとはわかっていても、なかなか続けられません（私だってそうです）。これからの世の中に期待していることとしては、ナッジ理論やスマートフォンのアプリなどを使って楽しく続けられるような仕組みが開発されることです。

　実際に慢性腰痛の運動療法にNintendo Switchが有効だなんて話がありました[1]（厳密にいえばソフトのリングフィット アドベンチャーですね）。ポケモンGOでもいくつか論文が出ています[2-5]。既にスマートフォンのアプリでも、歩くとポイントがもらえるというものはありますね。先日イオンに行ったら「イオンモールウォーキング」を見つけました（内容はぜひググってください）。こちらもアプリです。

　こういういろいろな取り組みが行われており、「次の時代にはどのように楽しく運動ができる世界が待っているのだろう」と考えるととても楽しみになります。

参考文献

1) Sato T, et al. Effects of Nintendo ring fit adventure exergame on pain and psychological factors in patients with chronic low back pain. Games Health J. 2021; 10: 158-164.

2) Howe KB, et al. Gotta catch'em all! Pokemon GO and physical activity among young adults: difference in differences study. BMJ. 2016; 355: i6270.

3) Ma BD, et al. Pokemon GO and physical activity in Asia: Multilevel study. J Med Internet Res. 2018; 20: e217.

4) Li Y, et al. Pokemon GO! GO! GO! The impact of Pokemon GO on physical activity and related health outcomes. Mhealth. 2021; 7: 51.

5) Khamzina M, et al. Impact of Pokemon Go on physical activity: A systematic review and meta-analysis. Am J Prev Med. 2020; 58: 270-282.

その四

第2局 運動療法

おまけの話

★☆☆

運動のことをもう一歩進めて考えてみましょう。

「里見先生は少し遅れて来るそうです」

「じゃあ、ビールと餃子を食べながら待っていようかね」

「いただきます。（ゴクゴク）いつもビールは美味しいですね。先生、さっきの話の続きですが公民権運動でしたっけ？」

「そうそう、アメリカ映画を見るとき、背景として公民権運動やベトナム戦争などを知っていると腑に落ちることがたくさんあるよ。この流れが音楽などの文化に関与していると思っている。J・F・ケネディの暗殺が1963年で、これはオリバー・ストーン監督が映画にしたね。1965年のマルコム・Xの暗殺はスパイク・リー監督で映画化されているし、1972年の血の日曜日事件はU2の『Sunday Bloody Sunday』という曲のテーマになっている。1967年のデトロイト暴動も映画『デトロイト』になっていて、ザ・ドラマティックスというボーカル・グループが出ているね。モータウンだけではない！　というところを見せつける良いグループだよね。他には、1968年にキング牧師が暗殺されたけれど、1980年にスティーヴィー・ワンダーが出したアルバム『Hotter than July』の中の曲『Happy Birthday』で、キング牧師のことを歌っているらしい。この前見た映画『Summer of Soul（or when the revolution could not be televised）』は、1969年のニューヨークのHarlem Cultural Festivalを撮影したものだけれど、このときの空気感がわかるよ。これはドキュメンタリーならではだね。僕の好きなミュージシャンの動画なんてそうお目にかかれるものじゃないから、『One Night In Miami』なんかは非常に興味あるのよ、フィクションらしいけれど。これから見ようかなと思っているんだ」

「ちょっと、いつまで映画の話をするんですか？」

「おっ、来た来た！」

「お待たせしました。この本、医学書の棚に置かれますよね？　こんなに映画の話ばかりしていていいのでしょうか？」

「いやぁ、前の本の編集部から雑談が面白いと言われたので、つい……」

「はい、そうなんですが……すみません、そろそろ本題に……」

「あ……。とりあえず上海ラーメンを3つでいい？」

「お願いします。では、これまで運動療法の話だったので、患者さんからよく聞かれることを先生に質問していこうかと……」

「では、そういう流れで」

「有酸素運動と筋トレ、どちらが重要ですか？」

「ああ〜。これは結構難しいね。有酸素運動を行うと血糖値が改善する話はあるよね。筋トレ単独でも血糖降下作用が期待できるレビューもある[1]。この中でも書かれているけれど、有酸素運動のほうが血糖に対するインパクトは大きそうだよ。適切な負荷という意味での筋トレは結構難しいのかもしれないね。両方行うと相乗効果があるという論文があったはずだけれど、今は見つけられないや。**運動するか・しないかの問題のほうがはるかに大きい**と捉えている。短時間の有酸素運動でも血圧が下がったという論文があるからね。ただここでも筋トレは血圧降下に影響がなかったようなんだ[2]。そうなると、まずは散歩から始めるのがよいのではないかと」

「では、次の質問。筋力と筋量ではどちらが大事ですか？」

「難問！　透析患者では筋力＞筋量だと書かれている論文があるね[3]。CKD G3〜5の研究では痩せが腎機能低下速度に関連していたとあるし、physical function、balance、strengthは筋肉量と関係していたとある[4]。そうなると筋力と筋量は一概にどちらかとは言えなさそうだよね。じゃあ、痩せていて筋力がある場合にはどうなの？　となると、ちょっとそこまでわからない。この論文では年齢が66歳で握力が30kg前後となっているね。これがどのくらいかというと、昭和39年（1964年）と令和2年（2020年）を見るとこんな感じだよ（**図1**、**図2**）[5]。」

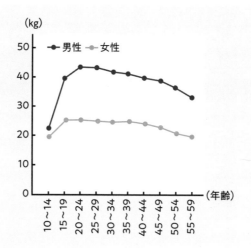

図1 性、年齢別握力（1964年）
（文部科学省．Ⅱ.国民の体力・運動能力の長期的推移を参考に作成）

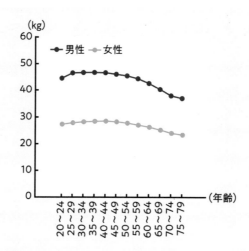

図2 性、年齢別握力（2020年）
（文部科学省．Ⅱ.国民の体力・運動能力の長期的推移を参考に作成）

　66歳で握力30kg程度なら弱そうだよね。逆に握力が強い人はどんな人？　と疑問に思うけれど、この論文ではプロ野球選手（年齢は26歳程度）で握力の平均は約54kgなんだって[6]。そしてかなり古いけれど、相撲の新弟子検査での握力もだいたい55kgくらいだね[7]。最近のデータを知っている人いれば教えてほしいな。ただこれは年齢が若いし、若い間の筋力が歳をとってからどのくらい維持できるかというのはよくわからない。僕の意見はこうだよ（ 図3 ）」

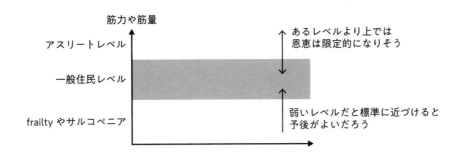

図3 筋力や筋量と予後の関係

「しかし、随分変なことを調べていますね」

「ははは、研究のネタってこういうマニアックなところから出てくるんだよ。いろいろな論文のデータを見ると、高齢者で筋力が−2SDより弱い場合には生命予後が悪いようだ。もちろん基礎疾患や異化亢進するような病態が背景にあるのかもしれないけれどね」

「若い人で筋力があればプロスポーツ選手になれますかね？」

「プロの世界は筋力や筋量だけで決まらないからね、多分標準的な筋力だけれどプロになった人もいれば、圧倒的に筋力があってもプロになれない人もいると思うよ。あのようなところは世代ごとの天才の集まりだから」

「確かに」

「ラーメンがのびないうちに食べないとね」

「はい、いただきます。ところで先生、別の質問があります。どのような運動をすればいいでしょうか？」

「これは前の項で触れたガイドラインにあるように、筋力トレーニングと有酸素、柔軟体操でいいと思うんだよ。ストレッチも筋トレぐらい血糖値を下げるという論文もあるにはあるけれど、この論文では空腹時血糖で平均200mg/dLを超えていて、運動前は250mg/dL。それなら、薬物療法を併用したいよね[8]。もし追加できるならば、バランス運動かな」

「バランス？」

「さっきのNDTの論文でもbalanceとあるのだけど、これはFunctional Reach TestやBerg Balance Testだね。この検査法はYouTubeで見られるよ。これで転倒しやすい人をピックアップして介入すればよいのでは？　高齢者の転倒って大きな問題だから改善できるといいよね」

「なるほど、本当に毎回"転ばせない"って言っていますものね」

「うん、転ぶと予後は悪くなるからね。僕が興味あることは高齢者のこの図かな（図4）[9]」

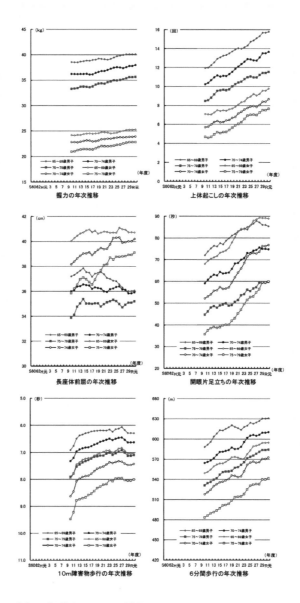

図4　高齢者（65〜79歳）の新体力テストの結果
（スポーツ庁. 令和元年度体力・運動能力調査結果の概要及び報告書について. 令和元年度体力・運動調査能力の調査の概要.
https://www.mext.go.jp/sports/content/20201015-spt_kensport01-000010432_1.pdf より転載）

「握力や6分間歩行などのシンプルな運動は年々良くなっているし、開眼片足立ちも改善しているけれど頭打ちだね。10m障害物歩行は伸び悩んでいると捉えた。そうなると基礎的な体力は上がっているものの、複合的な運動はまだまだ改善の余地があるかなと」

「あれ？　長座体前屈などは？」

「うん、そこはよくわからない！　股関節などの柔軟性を見る検査だから、こういうもの複合的な運動には影響していそうだよね。そんな感じでいろいろな要素を考えると良いサイエンスができるよ」

「いわゆるEMSなどの他動的な運動はいかがでしょう？」

「Electric Muscle Stimulationだね。通販で腹筋を鍛えているのをよく見るよね。外から電気刺激を入れて……という話ね。これもいろいろ種類があるけれど、僕が知る限り、臨床面で使えるほどの効果を見たことはないなぁ。ひどい製品があってさ、これを見てよ（携帯を見せる）」

「何ですか？　低周波刺激で……ほう……」

「インチキくさいですね……」

「さすがに本では詳細を記さないけれど、患者さんも困っているから"これ、効くんですか？"と持ってくるのよ」

「そんなとき、先生は患者さんにどう答えるんですか？」

「お金持ち？　って聞いているかな」

「えっ!?」

「"お金があるなら買ってもいいけれど、その金額分、孫に使ったらいいと思うよ"と話すと"そうするわ"と、患者さんはスッキリした顔で帰ることが多いね」

「"腎臓を治す"サプリや機器っていっぱいありますもんね」

「そうそう。この前、うちに通っている患者さんが広告に載っていたもの」

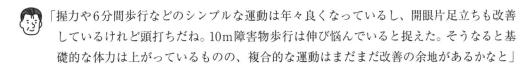「ええーっ」

「そんなもんだよね。まあ、患者さんがよく引っかかるのが"医学博士がすすめる"という文句。医学博士は医師免許なくてもとれるからね。次は"特許取得"。これは権利の問題だから、効果があるかどうかは関係ないよね。"実用新案"も似たようなものだね。"医療機器認証"なんていうのもあるね」

「何ですかそれ？」

「医療機器認証はクラスⅠからⅣまであって、クラスⅠは届け出だけでよいそうだよ。ただ、書類送検で大騒ぎする人がたくさんいる世の中だからね」

「書類送検された、って結構ニュースになりますよね」

「まあ、"前歴"が残るのは嫌だよね。前科は消せることがあるけれど、前歴は消せないらしい」

「一体何の話をしているんですか！」

「ごめんごめん。他には"海外で○○の研究をしてきました"なんていうのも怪しいことが多いよね。これは新型コロナウイルス感染症が流行ったときに露見したなぁ。ウイルスの研究者が臨床感染症について理解しているかは別問題。"名誉教授"なども怪しいときがあるよ。何か一般の人は万能感を覚えるだろうけれど、ただ単に長く勤めただけということもあるからさ……」

「先生そのあたりでやめましょう」

「そうだね。日本人が好きなノーベル賞の受賞者でも、受賞後トンデモ科学に傾倒していたり、以前は普通の診療をしていた人がそういうダークサイドに堕ちることはいくらでもあるから、そのあたりをいつも吟味しておかないと。さて、ラーメン好きの古賀先生、ここのラーメンはどうかな？」

「うーん、普通というか……ガツンとこないというか……」

「そこが良いのよー。こういう味、食べたことないでしょう？」

「言われてみれば、ありそうでない気がします」

「もちろん、時代に合わせて少しずつ改良されているのだろうけどね。こういう、そこでしか食べられない味って好きだなあ」

「ところで、仙台で先生が一番美味しいと思うラーメン屋はどこですか？」

「うーん。今は美味しくないラーメンを見つけるほうが難しいよ。この『萬寿山』の上海ラーメンと、今はなくなったけれど原町にあった『まつや』というラーメン屋かな。店主がかなり高齢で、引退しちゃったんだ。お弟子さんもいないって言っていたから、もうあの味を食べることはできないんだよね。スープをマグロでとっていたの」

「それは珍しいですね」

「先日前を通りかかったら、店の場所が更地になっていて寂しかった。他にも利府町の『味一品』もこの前閉店したけれど、こってりスタミナはあそこだけの味だった！」

「それは残念！」

「何か良い話ふうですが、健康的とは言えなさそうなものばかり食べていますね、長澤先生」

「うっ……。そろそろ今日はお開きにしようか」

参考文献

1) Evans PL, et al. Regulation of skeletal muscle glucose transport and glucose metabolism by exercise training. Nutrients. 2019; 11: 2432.
2) Saco-Ledo G, et al. Acute aerobic exercise induces short-term reductions in ambulatory blood pressure in patients with hypertension: A systematic review and meta-analysis. Hypertension. 2021; 78: 1844-1858.
3) Isoyama N, et al. Comparative associations of muscle mass and muscle strength with mortality in dialysis patients. Clin J Am Soc Nephrol. 2014; 9: 1720-1728.
4) Zhou Y, et al. Sarcopenia and relationships between muscle mass, measured glomerular filtration rate and physical function in patients with chronic kidney disease stages 3-5. Nephrol Dial Transplant. 2018; 33: 342-348.
5) 文部科学省. II. 国民の体力・運動能力の長期的推移.
6) 葛原憲治, 他. プロ野球選手の身体特性および体力特性について. 東邦学誌. 2013; 42: 29-35.
7) 須田昭義. 相撲新弟子の將來性について. 人類. 昭和33; ZZ LXVI-5: 19-32.
8) Gurudut P, et al. Immediate effect of passive static stretching versus resistance exercises on postprandial blood sugar levels in type 2 diabetes mellitus: a randomized clinical trial. J Exerc Rehabil. 2017; 13: 581-587.
9) スポーツ庁. 令和元年度体力・運動能力調査結果の概要及び報告書について. 令和元年度体力・運動調査能力の調査の概要. https://www.mext.go.jp/sports/content/20201015-spt_kensport01-000010432_1.pdf

この一手！ 運動療法の定跡 その四

☑ 臨床上、フレイルが進むと予後が悪いというのはコンセンサスになりつつあります。

☑ 将来フレイルが進まないような食事と運動の指導が、今後は重要になってくると予想します。

これまで読んだ漫画で面白かったのは？

　これも、よく聞かれる質問です。私は面白い漫画をディグるタイプではなく、Webなどで話題になって興味をひかれたら買って読むタイプです。

　個人的に一番衝撃を受けた作品は岩明均の『寄生獣』（講談社）です。たった64話（コミック10巻分）ですが、あの世界観は独特で惹かれます。鳥山明の『ドラゴンボール』（集英社）で、神龍で仲間が生き返るとは真逆にある世界に驚きました。

　寄生獣と同じくらい魅せられたのは奥浩哉の『GANTZ』（集英社）で、圧倒的な力になすすべもない人間のあがく姿が描かれていると思いました。スピンオフ作品も面白く、フォローしている漫画家です。

　クラシックな漫画では手塚治虫も好きです。『火の鳥』（学童社ほか）、『ブッダ』（潮出版社）、『ブラック・ジャック』（秋田書店）なんかは文庫版で何回も読んだ記憶があります。ブラック・ジャックを読んだから医者を目指したわけではありませんが、印象的な話は「ちぢむ!!」です。ブラック・ジャックが、病気にかかって縮んで亡くなった戸隠先生を抱きかかえながら「神さまとやら！　あなたはざんこくだぞ。医者は人間の病気をなおして命を助ける！　その結果世界じゅうに人間がバクハツ的にふえ、食糧危機がきて何億人も飢えて死んでいく……。そいつがあなたのおぼしめしなら……。医者はなんのためにいるんだ」というこのシーン。強烈に印象に残っています。手塚作品だと『アドルフに告ぐ』（文藝春秋）、『陽だまりの樹』（小学館）なんかも好きな作品です。

　最近の作品では、『阿・吽』（おかざき真里、小学館）、『昭和元禄落語心中』（雲田はるこ、講談社）などは一気読みしました。

　『嘘喰い』（迫稔雄、集英社）はコミック（電子書籍ですが）になってから、最近読み返してやっと流れがわかりました。大場つぐみ原作、小畑健作画の『DEATH NOTE』（集英社）もコミックで読んでやっと理解できました。どちらも内容が濃く、週間連載で読んでいるときはわからなかったです。

　小中学生時代は『週刊少年ジャンプ』（集英社）が強かった時代なので、『北斗の拳』（武論尊原作、原哲夫作画）、『こちら葛飾区亀有公園前派出所』（秋本治）、『魁!!　男塾』（宮下あきら）、『キン肉マン』（ゆでたまご）、『SLAM DUNK』（井上雄彦）なんかは楽しく読みました。（他にも印象的な漫画は山ほどあります。冨樫義博の『HUNTER×HUNTER』は再開するんですかね？）、浦沢直樹は『YAWARA！』（小学館）時代からフォローしていましたが、『20世紀少年』（小学館）で「スポーツの漫画だけじゃないだ！」と驚きました。

　最近流行っている作品では『キングダム』（原泰久、集英社）、『ONE PIECE』（尾田栄一郎、集英社）もコミックでフォローしていますし、『鬼滅の刃』（吾峠呼世晴、集英社）、『呪術廻戦』（芥見下々、集英社）も読みました。呪術廻戦は仙台が一部舞台になっていました。仙台関連の漫画は結構見かけます。例えば、大御所・荒木飛呂彦の『ジョジョの奇妙な冒険』（集英社）シリーズ（特に4部や8部）や石塚真一『BLUE GIANT』（小学館）も仙台がチラリと出てきます。古舘春一の『ハイキュー!!』（集英社）もあれはカメイアリーナ仙台（仙台市体育館）ですよね。『ぼのぼの』のいがらしみきおさんは仙台に住んでいるそうですが、見かけたことはありません。四方山貴史『終の退魔士　エンダーガイスター』も仙台が舞台になっているところがあると思いますが、どうなんでしょう？　映画が好きなところが作中に出ていて好みです。まあ、もっともっと好きな漫画はありますが、今回はこのへんで。

第 3 局
他科連携

腎臓内科的には
まずは眼科

★★★

内科的疾患と眼科は関係が深いのです。スクリーニングを行いましょう。

「昨日はありがとうございました。あのお店も馴染みなんですか？」

「うーん、ラーメンを食べるだけだとあまり馴染みって感じがしないね。お酒を飲むような店では馴染みがある気がするけれど」

「もう……朝から何の話をしているんですか……。さておき、ごちそうさまでした」

「ごめんごめん。今日は何について話せばいい？」

「他科との連携について教えてほしいです！」

「これまた、ざっくりな……」

「いや、何を聞けばいいのかわからないので……。おぼろげながら他科連携という言葉が……」

「おぼろげ……小○○○郎か！」

「そうですね、悪性腫瘍など他科で治療が必要な疾患を紹介するというよりは、腎臓内科の診療をするうえで他科でチェックを依頼するポイントを知りたいです」

「おおっ！　すごく良い質問だね。どの科も大事だけれど、特に外来ベースで連携を密にするのが**眼科と歯科**だね」

「では、眼科から教えてください」

「眼科に紹介する理由は 表1 みたいな感じかな」

第3局　他科連携

表1　**眼科との連携の理由**

①眼底などに糖尿病性網膜症や高血圧性眼底変化があるか
②視力や緑内障などのチェックアップ
③眼圧などのスクリーニング

「長澤先生は眼科への紹介状をたくさん書いていますよね」

「うん、最重要連携科だと思っているからね。まず、診断の観点からは糖尿病、高血圧歴があって、眼底に所見がなければ変だと思って腎生検などを検討するよね。また、腎炎やネフローゼなどではステロイドを使うから緑内障や白内障のスクリーニングはしておきたい。そして何より、**緑内障は無症状だし、日本で視覚障害の原因ナンバーワン**なんだよね[1]」

「糖尿病性網膜症かと思っていました」

「論文では3位になっているよ。視力が低いと、運転だけではなく生活がいろいろ大変になるよね。薬の管理が難しくなるだろうし。視力が悪いと認知機能が悪いなぁ……と感じていたんだけど、それを示唆する論文もあるんだ[2]。そういえば、視覚からの情報が8割くらいと記載されていたけれど、これのソースがよくわからなかった。同じような疑問を持つ人がいて、こういう論文[3]がある。要約すると、1972年に出版された『産業教育機器システム便覧』（教育機器編集委員会編、日科技連出版社）、1978年に出版された『屋内照明のガイド』（照明学会、電気書院）は2冊とも"8割"という数値のもととなった文献が示されていないとある。これらの本は近くの図書館に置いていないから、いつかは国会図書館にでも行って確認したいところだよ」

「よく調べましたね、暇なんですか？」

「うっ……。いや、巷で言われている何となく正しそうなことは怪しいから調べたほうがいいかなと……」

「それはそうですが……」

「"それホント？"と疑問に思うことが研究や臨床力アップの第一歩だからね。その話はまた今度するとして、患者さんのQOL（quality of life）と予後を考えれば視力は良いに越したことがないよね」

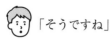「そうですね」

「僕が重視しているのは、網膜症だと腎症の進展が速いという論文[4, 5]。腎症自体の重症度にも関係がありそうだね[6]。古いけれど、腎生検を行ったら糖尿病性腎症で網膜症があるのはだいたい半分だったという論文もあったよ[7]」

「眼底の血管、網膜、視神経などの状態を良くすれば、腎症の進展は抑えられますか？」

「確信はもてないけれど、視力が良くなることで、食事、運動、薬物療法がしやすくなると、結果、腎症も良くなりそうな気がするよね」

「まあ、そうですよね。視力が低いと、インスリン製剤を扱うのに、薬液の量を確認したり、注射針を正確に注入したりするのは難しいですからね」

「そういうことだね。網膜症があるということは、血糖による感受性が強いのかなぁと漠然と思っているね。最近の知見も併せると、糖尿病は遺伝学的な要素も強い。要は体質ね。もちろん生活習慣も大事だけれど"不摂生したから糖尿病になった"という誤った認識を正すことだね。スティグマとか呼ばれているよ。特に見かけ上わかりにくい病気に対する理解って進まないよね。精神疾患もそう。成人病が生活習慣病と呼ばれるようになったのが1990年代の印象だね。成人病という言葉自体は昭和30〜40年頃から使われていたみたい。それ以前は成人病というよりは老人病って呼ばれていたなんて話もある。いずれにせよ、SGLT2阻害薬で尿に糖を出して治療をする時代だから、もう名前自体変えたらいいよ」

「例えば、どのようにでしょうか？」

「うーん、そうだねえ……。"高血糖性全身血管障害"にしちゃえばいいんじゃい？　最近は、病態を反映した病名にするのが世間の流れだからね」

「どういうことですか？」

「多発血管炎性肉芽腫症（granulomatosis with polyangiitis：GPA）は以前はWegener肉芽腫症だったし、好酸球性多発血管炎性肉芽腫症（eosinophilic granulomatosis with polyangiitis：EGPA）はChurg-Strauss症候群だったわ。川崎病はそのまま残っているけれど。パーキンソン病もそのまま発見者の名前ね」

「筋萎縮性側索硬化症（amyotrophic lateral sclerosis：ALS）なんかがルー・ゲーリック病とか呼ばれていたものね。これ、患者さんの名前だからね。時代が違うといえばそれまでだけど。そういや、手塚治虫の『ブラック・ジャック』にも"ブラック・ジャック

病"なんて名前をつけられて……というエピソードがあったね」

 「先生、脱線しすぎですよ」

 「そ、そうだね、本題に戻ろう。内科的疾患を診るときには、眼もしっかり診たほうがいいよ。特に糖尿病、高血圧は眼底との関わりが深いからね。視力は運転免許証の更新にも関係するので重要だと思うよ」

参考文献

1) Morizane Y, et al. Incidence and causes of visual impairment in Japan: The first nation-wide complete enumeration survey of newly certified visually impaired individuals. Jpn J Ophthalmol. 2019; 63: 26-33.

2) Miyata K, et al. Effect of cataract surgery on cognitive function in elderly: Results of Fujiwara-kyo Eye Study. PLoS One. 2018; 13: e0192677.

3) 加藤宏.「視覚は人間の情報入力の80%」説の来し方と行方. 筑波技術大学テクノレポート. 2017; 25: 95-100.

4) Moriya T, et al; Japan diabetes complications study group. Diabetic retinopathy and microalbuminuria can predict macroalbuminuria and renal function decline in Japanese type 2 diabetic patients: Japan diabetes complications study. Diabetes Care. 2013; 36: 2803-2809.

5) Moriya T, et al. Patients with type 2 diabetes having higher glomerular filtration rate showed rapid renal function decline followed by impaired glomerular filtration rate: Japan Diabetes Complications Study. J Diabetes Complications. 2017; 31: 473-478.

6) Yamanouchi M, et al. Retinopathy progression and the risk of end-stage kidney disease: results from a longitudinal Japanese cohort of 232 patients with type 2 diabetes and biopsy-proven diabetic kidney disease. BMJ Open Diabetes Res Care. 2019; 7: e000726.

7) Parving HH, et al. Prevalence and causes of albuminuria in non-insulin-dependent diabetic patients. Kidney Int. 1992; 41: 758-762.

この局面に

この一手！ 他科連携の定跡 その壱

☑ 眼科との連携は患者のQOLおよび治療上重要です。

その弐

第3局 他科連携

眼科の次は歯科

★★★

オーラルフレイルという言葉があるくらい、口腔内環境は健康に重要です。

「眼科との連携が最重要事項ということはわかりました。それでは、二番手はどちらでしょう？」

「最近、里見先生の出番が少ないから、里見先生いかが？」

「無茶振りですね……。私的には歯科です」

「賛成！ では里見先生に続けてもらおう」

「あくまで印象ですが、腎外来では腎機能が悪いと口腔内衛生環境が悪い印象があります」

「そうだね、僕もそう思う。腎機能が悪いと歯の本数が少ない。そのものズバリが書かれた論文を探しているけれど、なかなか出合わないんだ。最近見つけたのは血糖コントロールが悪いと歯の本数が少ないという健診ベースの論文[1]で、血糖が悪い→糖尿病性腎症→腎機能低下と遠回りをすれば歯の本数と腎機能の低下の関連が示唆される。もしかしたら僕の検索ワードが的外れなのかもしれないけれどね。何かのタイミングで芋づる式に見つけられるんじゃないかなと思っているんだ」

「あんな変な運動とかのデータは探し出せているのに見当たらないですか？」

「……。まあね、論文と出合うのもタイミングだからさ。というわけで、主な拠り所としては、日本歯周病学会が編集した『歯周病と全身の健康』に書かれていることかな[2]。

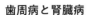

歯周病と腎臓病

CQ1：歯周病は慢性腎臓病（CKD）と関連があるか？
推奨：慢性腎臓病（CKD）は歯周病の発症と進行に影響を及ぼす可能性がある。さらに、糖尿病や高血圧の併発によるCKDの悪化によって、歯周病が重症化する可能性がある。（エビデンスレベル3a）
CQ2：歯周治療によって慢性腎臓病（CKD）は改善するか？
推奨：歯周治療によってCKDの病状が改善する可能性がある。（推奨度 グレードC、エビデンスレベル3b）

こういうデータを総合すると歯周病が腎機能を悪くする可能性は十分にあると思っているんだ。昔ね、歯周炎治療が内皮機能を改善したけれど、心血管イベントは減らさなかったというNEJMの論文があったんだ[3]。それ以降はインパクトがある論文は見かけていないなぁ。日本歯周病学会の本をまるごと引用するわけにはいかないけれど、動脈硬化、妊娠時のリスクなどには関わっていそうだよね」

「そういえば外科の術前でも歯科紹介は必須でした」

「そうだね。周術期口腔管理料も算定できるからね。口腔内衛生状態が悪いと周術期のトラブルが多いからね、他にも誤嚥性肺炎を起こしやすいし、美容的にも歯並びが良いほうがいいじゃない？　里見先生は歯並びが良いよね」

「それ、セクハラじゃないでしょうか。まあ、でもありがとうございます。親がお金をかけてくれましたからね」

「ごめんごめん。歯列矯正が直接的に腎臓や心血管イベントに関係があるかわからないけれど、友だちの歯科医に聞くと"歯並びが悪いと歯磨きが上手にできなくて歯周病になりやすい"なんていうから、直せるなら直すに越したことはないだろうね」

「矯正って保険がきかないんじゃないですか？」

「僕もそう思って調べたら、矯正歯科治療に保険が適用できるケースについて、こう書いてあったよ」

---

①「厚生労働大臣が定める疾患」に起因した咬合異常に対する矯正歯科治療
②前歯3歯以上の永久歯萌出不全に起因した咬合異常（埋伏歯開窓術を必要とするものに限る）に対する矯正歯科治療
③顎変形症（顎離断等の手術を必要とするものに限る）の手術前・手術後の矯正歯科治療
なお、これら保険適用される矯正歯科治療を行える医療機関は、厚生労働大臣が定める施設基準に適合しているものとして地方厚生（支）局長に届け出た保険医療機関のみ

「ただ、具体的に何かを聞かれると、よくわからないから歯科で相談するのがよさそうだね。内科としては禁煙などを勧めて口腔環境を整えたいよ。歯が悪いと健康的な食生活できないから。固いものをバリバリ食べてよく咀嚼をすることが難しくなるからね。そうだ、そんな話をしていたら、せり鍋が食べたくなってきたなぁ。お二人は今晩は？」

「空いてます！」

「じゃあ、店を予約しておくね。それはさておき、先の歯周病学会からは『糖尿病患者に対する歯周治療ガイドライン 改訂第2版』も出ているから、これも読むといいよ。糖尿病性腎症が多い腎臓内科では歯科と連携しよう。他には在宅歯科医療の推進なども行われているし、歯科疾患管理料も見直されている。歯周病重症化予防治療だと歯の本数が多いほど点数が高いということも出てきているので、歯があるときから歯科にどんどん紹介するといいね。アメリカと違って、日本の健康保険では歯科治療もしっかりカバーされているし、もしかしたら歯科治療は、患者さんにとって一番コストパフォーマンスが高い治療の一つかも」

「わかりました！　歯科とも連携します！」

参考文献

1) Harada K, et al. Glycemic control and number of natural teeth: Analysis of cross-sectional Japanese employment-based dental insurance claims and medical check-up data. Diabetol Int. 2021.
https://doi.org/10.1007/s13340-021-00533-2
2) 日本歯周病学会, 編. 歯周病と全身の健康. 2015.
https://www.perio.jp/publication/upload_file/guideline_perio_body.pdf
3) Tonetti MS, et al. Treatment of periodontitis and endothelial function. N Engl J Med. 2007; 356: 911-920.

この局面に この 一手！ 他科連携の定跡　その弐

☑ 歯科治療も全身管理の観点から重要です。

☑ 歯周病も心血管イベントとの関連が示唆されており、何よりもQOLの観点からも予防する価値はあるでしょう。

第3局　他科連携

その他の耳鼻科、糖尿病内科、血管外科、循環器内科など

★☆☆

患者さんを良くするために、最後は連携力が求められます。

「いつもありがとうございます。今日は若い方とご一緒なのですね」

「おかみさん、いつもありがとうございます。今日は頑張っている若い子を連れてきたからよろしくね。いつもの感じで、いいところでせり鍋を出してくださいますか」

――Dr.長澤、里見先生、古賀先生でしばし歓談

「そろそろ、お鍋をお出ししますね。長澤先生でしたら、鍋はお任せしても大丈夫ですよね？」

「もしかして……先生は鍋も人にさせないタイプですか？」

「まあね。鍋料理でぐつぐつ煮るのは好きじゃないのよ。煮ていいのはおでん※くらいかなぁ。食材ごとに火の通り方が違うから、一緒に入れてしまうのはどうもね。じゃあ鴨を入れて、根っこを入れて」

「そもそもせり鍋って何ですか？　そして根っこって？」

「せり鍋というのは根っこの付いたせりをたっぷりと入れるのが特徴の仙台名物の鍋だよ。こんな感じでじゃきじゃきと食べるのが良いよね。少なくとも学生時代には一般的ではなかった気がするけれど……。そもそも当時はそんな良い店で食べられなかったからかな。僕が大学院生の頃に行ったお店で食べて、これは美味い！　と思ったんだよね。このお店はそこの板前さんのお弟子さんなんだ。お味はどう？」

※編集部からの指摘で知りましたが、「おでん」は『日本国語大辞典』（小学館）でも『広辞苑』（岩波書店）でも鍋料理に分類されないとのことです。なるほど、「鍋」に入れられて提供されるだけなんですね。全然関係ありませんが、「煮えてなんぼのおでんに候」の光月おでんは、『ONE PIECE』（集英社）の中で好きなキャラの上位に入ります。

「せりの根を食べたことがなかったので新鮮です。フレッシュな味ですね」

「でしょ？　だから、しゃぶしゃぶくらいの火の通し方で食べるのが好みなんだ。くたくたに煮込むとこの香りが飛んじゃうからね。ちなみにせりは名取市の名産ね。セリ科の植物はカレースパイスにたくさんあって、コリアンダー、クミンなんかがそうだよ」

「なるほど。せりは美味しいですが、そろそろ本題に入りましょう」

「おおっ、そうだそうだ、何の話をしようか？」

「他科連携で、眼科、歯科とくると、もうあまり思いつきません。先生は他科関連でどのようなことに注意して外来をされていますか？」

「そうだね。耳が遠いと大変だから、そのような場合は耳鼻科に紹介して補聴器を作ってもらう。患者さんは補聴器をつけているつもりでも、それが家電量販店で買った集音器のこともあるからね。きちんと調整してもらいたいよ」

「確かに、耳が遠いと話が大変ですものね」

「他にはABI（Ankle Brachial Pressure Index）が低い人を見つけたら、閉塞性動脈硬化症（ASO）として1回は血管外科に紹介している。下肢を切断すると予後が格段に悪くなるし、腎機能次第では治療のタイミングをはからなきゃいけないからさ」

「なるほど。そういえば糖尿病内科は？」

「1型糖尿病のインスリンを導入するときは糖尿病内科にお願いしているね。2型もか。ここは『腎臓病薬物療法の定跡』でも述べたね。あと循環器も大事。里見先生はどうしているの？」

「EF（心エコー上の駆出率）が低いような場合は、循環器内科に1回は紹介していますね。シャントを作るタイミングと、シャントで大丈夫かを考える必要がありますから」

「どういうことですか？」

「EF＜30％のときはシャントではなく、上腕動脈の表在化や長期留置カテーテルがよいなんて話があるの[1]。ただし、どのブラッドアクセスでも上手な人が作れば安全だと思っています[2-4]」

「実際には内シャントを持っている人の心機能が悪くなってしまったらどうするんだ？となるよね。代償されている心不全なら内シャントでもいいのかもしれないけれど

……。まあ、動脈表在化は瘤ができやすいからシャントよりは細めの針での穿刺がよかったりするよね。そういうことも含めて、そんなに心機能が悪いなら腹膜透析がよいのでは、などを考える必要もあるし、こんな感じで表在化とシャントを組み合わせるような報告もある[5]。このあたりは、やはりブラッドアクセス手術の達人がその地域にいるかによるよね」

「確かに、他にも新規発症の左脚ブロックなどは一度循環器内科に紹介するようにしています」

「いろいろ考えているんですねえ」

「まあね。さて、締めは何にしようか。うどん？　雑炊？」

「雑炊で！」

「かしこまりました」

参考文献

1) 日本透析学会. 慢性血液透析用バスキュラーアクセスの作製および修復に関するガイドライン. 透析会誌. 2005; 38: 1491-1551.
2) 室谷典義, 他. 動脈表在化法―ガイドラインに基づく診療のポイント. JCHO千葉病院腎センター臨床泌尿器科. 2017; 71: 858-862.
3) Murakami M, et al. Multicentre study on the efficacy of brachial artery transposition among haemodialysis patients. Eur J Vasc Endovasc Surg. 2021; 61: 998-1006.
4) Nakamura T, et al. Superficialization of brachial artery as effective alternative vascular access. J Vasc Surg. 2014; 59: 1385-1392.
5) Murakami M, et al. Arteriovenous fistula combined with brachial artery superficialization is effective in patients with a high risk of maturation failure. J Vasc Surg. 2017; 65: 452-458.

この局面に この一手！ 他科連携の定跡　その参

☑ 耳が遠ければ耳鼻科に頼るのがおすすめです。

☑ インスリンなどは使い慣れている糖尿病内科との連携が大事です。

☑ 透析導入のブラッドアクセスの選択のための心機能などは循環器内科とあらかじめ相談するのがよいでしょう。

☑ ASOやブラッドアクセスなどは血管外科との連携が重要になってきます。

どのような人の曲を聴いていますか？

「長澤先生の好きなミュージシャンって基本わからない。一体どんな人の曲を聴いているのですか？」という質問をされます。

私がよく聴いていて日本のヒットチャートを賑わすような人は、山下達郎、竹内まりや、ケツメイシくらいでしょうか（エレファントカシマシは好きですが、最近でもチャートインするのでしょうか？）。小さなライブハウスやライブ付きの飲食店で見るのが好きです。ミュージシャンで選ぶことも多いです（もちろんホールで見るのも良いですね）。

執筆中の2021年11月から始まったNHKの連続テレビ小説『カムカムエヴリバディ』に私の好きなミュージシャンが多数出ており、非常に嬉しいです（しかもミュージシャン役として！）。

以下敬称略で失礼しますが、一番出ているのはMITCHでしょう。トランペットを吹いています。同じくトランペットの内山ゆうぞうとして黄啓傑、鰻谷スウィンガーズのギタリストとして富永寛之がいますが、この2人はブルームーンカルテットに所属しています。ドラムの木村純士も出演していました。これにベースの工藤精を加えてカルテットです。もともとMITCH、黄啓傑、木村純士はBlack Bottoms Brass Bandのメンバーで、卒業して今の活躍となっています。

ヒットチャートと無縁な彼らですが、音楽は確かです。「どジャズ」好きな人には目をひそめられることもあるかもしれませんが、音楽をエンターテイメントと捉える私には選曲、フレーズやアレンジなどにニヤリとします。

他にも私が好きなミュージシャンをNHKでは見かけます。『ムジカ・ピッコリーノ』にハッチェル役で出てくるのはハッチ・ハッチェル。ソングライティングの天才だと思っています。ライブもとても楽しいです。バンジョー弾きで出ていた有田純弘もいますね。バンジョーはCMなどにかなり使われていると思います、音色が素晴らしい。マカフェリ・タイプのギターでの演奏も好きです。

推しを1人といえば、富永寛之です。巨漢のギタリストで、ライブを観にいくたびに少し話しますが、音楽と食べ物の嗜好が似ているようでウマが合います。前所属のバンバンバザールもファンでした。拠点を福岡に移してあまり東北地区に来なくなったのが残念です。こちらを発掘した吾妻光良。ジャグバンドの先輩にあたるMooney、サポートメンバーになることが多いピアノのFuming、KANSAS CITY BANDのトランペットの下田卓、ギターの井上大地のソロ活動もフォローしています。他にもマンドリン弾きの井上太郎のTaro & Jordanももっと見たいミュージシャンです。ギター1本で渡り歩くヤスムロコウイチさんは最近仙台まで来ないですし、ブルース関連だとAZUMI、W.C.カラス、コージー大内、ピーター・バラカンのラジオで一躍有名になった濱口祐自、最近活動を見かけないスライドギターの五十一。スライドギターの名手だった日倉士歳朗は亡くなっていました。他にウエストロード・ブルース・バンドにいた山岸潤史、永井"ホトケ"隆、関連して関西ブルースバンドだと、ブレイクダウン、憂歌団、上田正樹とサウス・トゥ・サウス……。なんて話を若者にしてもわかってもらえないのは当然ですよね。

第4局
社会制度関連

医療費の概要
大まかな医療費について

医療費のことはよくニュースで取り上げられていますが、一度自分で数値を確認してみましょう。

「昨日はごちそうさまでした」

「ごちそうさまでした」

「美味しかったね、また食べたいね。せり鍋は10月から4月くらいまで食べられるけど、2月がベストかな。そんな感じでひいきにしてあげて」

「わかりました！」

「ここまでで、外来をするうえで必要なことについて結構網羅しましたよね。『腎臓病薬物療法の定跡』で薬を一通り、この本で減塩、低タンパク食、カリウム、代謝性アシドーシス、禁煙、運動療法、他科連携ときましたからね」

「じゃあ、たまには医療保険などの社会制度の話もしよう。このあたりはあまりわからなくてもいいよ。大まかに医療のことについて知っておいた後、患者さんが使えるサービスを述べるね。まず、日本の医療費はどんどん上がっているよね（図1）[1]。」

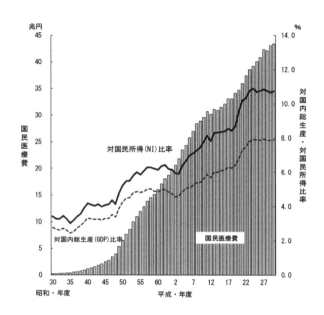

図1 国民医療費、対国内総生産、対国民所得比率の年次推移
（厚生労働省. 平成30年度 国民医療費の概況. 国民医療費の範囲と推計方法の概要. https://www.mhlw.go.jp/toukei/saikin/hw/k-iryohi/18/index.html より転載）

ただこれは諸外国と比べるとべらぼうに高いわけではないんだ。GDPに占める割合ではアメリカは20％近いね。日本はそれほどではないけれど、上位にいるのは間違いない（**図2**）[2]」

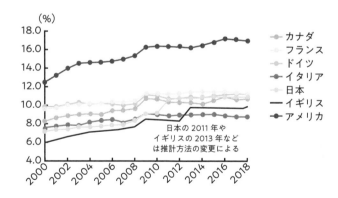

図2 対GDP保健医療支出の推移（国別）
（OECD. Since 2009, average health spending as a share of GDP has remained relatively stable across the OECD at around 8.8%, as growth in health spending has remained in line with overall economic growth since the economic crisis. https://www.oecd.org/els/health-systems/health-data.htm を参考に作成）

「珍しく少し前のデータですね」

「うん、そうだね。2019年後半から新型コロナウイルス感染症が流行して医療費がわかりにくいかなぁと思って」

「確かに」

「で、海外と比べて……とすると、社会制度も寿命も疾病構造も違うから、日本の話に絞ろう。厚生労働省のサイトにいろいろなことが書かれているのだけれど、例えば入院医療費が40%弱、入院外が34%（図3）3)。だから入院の費用が多いよね。そして、日本は外来受診が多い（図4）2)、韓国も多いね」

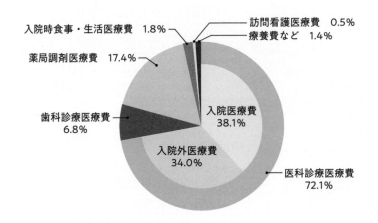

図3 診療種類別国民医療費構成割合（平成30年）
（厚生労働省．平成30年度 国民医療費の概況．https://www.mhlw.go.jp/toukei/saikin/hw/k-iryohi/18/dl/data.pdf を参考に作成）

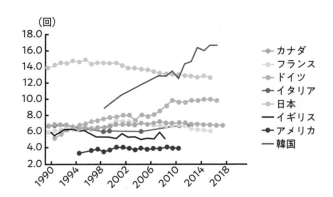

図4 1人当たり受診回数の推移（国別）
（OECD. Since 2009, average health spending as a share of GDP has remained relatively stable across the OECD at around 8.8％, as growth in health spending has remained in line with overall economic growth since the economic crisis. https://www.oecd.org/els/health-systems/health-data.htm を参考に作成）

他にも65歳以上になれば医療費の単価が上がるね（表1）[1]。

表1　年齢階級、性別国民医療費（平成30年度）

年齢階級	男			女		
	国民医療費 （億円）	構成割合 （%）	人口一人当たり 国民医療費 （千円）	国民医療費 （億円）	構成割合 （%）	人口一人当たり 国民医療費 （千円）
総数	210,474	100.0	342.1	223,475	100.0	344.3
65歳未満	87,335	41.5	189.5	83,786	37.5	187.1
0～14歳	13,895	6.6	176.0	11,405	5.1	151.6
15～44歳	23,748	11.3	110.3	28,655	12.8	138.8
45～64歳	49,691	23.6	298.4	43,726	19.6	263.1
65歳以上	123,139	58.5	796.6	139,689	62.5	694.3
70歳以上	97,761	46.4	894.8	118,947	53.2	778.2
75歳以上	70,391	33.4	997.5	94,747	42.4	867.8

（厚生労働省. 平成30年度 国民医療費の概況. 国民医療費の範囲と推計方法の概要. https://www.mhlw.go.jp/toukei/saikin/hw/k-iryohi/18/index.html を参考に作成）

どんな疾病に使っているかを見ると、医療費の上位から言えば循環器が20%弱、悪性新生物が14%強、筋骨格系が8.0%の順になっているんだ[1]。年次別で見ると、悪性腫瘍、心疾患、脳血管疾患が上位で、これに平成20年頃から老衰がぐぐっと上がってきているね（図5）[3]。

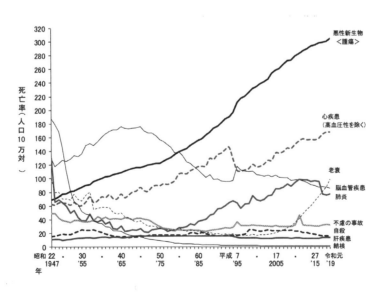

図5　主な死因別に見た死亡率（人口10万対）の年次推移
（厚生労働省. 令和元年（2019）人口動態統計月報年計（概数）の概況. https://www.mhlw.go.jp/toukei/saikin/hw/jinkou/geppo/nengai19/index.html より転載）

大事なのは、日本の統計と先ほどのOECD統計などを組み合わせてみることだよ。日本の医療費は諸外国並み、高齢化の影響が大きい、社会保障はそれほど高いわけではないよね（ 図6 ）⁴⁾」

```
            0.0 10.020.030.040.050.0 (%)
フランス                        46.2
デンマーク                      46.0
ベルギー                        44.6
スウェーデン                     44.0
フィンランド                     43.3
イタリア                        42.4
オーストリア                     41.8
ギリシャ                        39.4
オランダ                        38.8
ルクセンブルク                   38.7
ノルウェー                       38.2
ハンガリー                       37.7
アイスランド                     37.7
ドイツ                          37.5
スロベニア                       36.0
チェコ共和国                     34.9
ポルトガル                       34.7
ポーランド                       33.9
スペイン                        33.7
イギリス                        33.3
エストニア                       33.0
スロバキア共和国                 32.9
イスラエル                       32.7
カナダ                          32.2
ニュージーランド                 32.0
日本                            30.6
ラトビア                        30.4
リトアニア                       29.8
スイス                          28.5
オーストラリア                   27.8
アメリカ                        27.1
韓国                            26.9
トルコ                          24.9
アイルランド                     22.7
中国                            20.2
メキシコ                        16.2
```

図6 **対GDP別社会保障負担**
（OECD. Social security contributions. https://data.oecd.org/tax/social-security-contributions.htm を参考に作成）

 「やはりよくわかりません……」

 「まあ、これは本来医療経済者が論じるべきだけれど、医療経済問題って取り沙汰されやすいから。一度は自分でデータを見て巷で言われていることをしっかり判断したほうがいいね。国としては高齢化の影響を受けているけれど、無茶苦茶に社会保障が高いわけではないんだよね」

参考文献

1) 厚生労働省. 平成30年度 国民医療費の概況. 国民医療費の範囲と推計方法の概要.
https://www.mhlw.go.jp/toukei/saikin/hw/k-iryohi/18/index.html

2) OECD. Since 2009, average health spending as a share of GDP has remained relatively stable across the OECD at around 8.8%, as growth in health spending has remained in line with overall economic growth since the economic crisis.
https://www.oecd.org/els/health-systems/health-data.htm

3) 厚生労働省. 令和元年（2019）人口動態統計月報年計（概数）の概況.
https://www.mhlw.go.jp/toukei/saikin/hw/jinkou/geppo/nengai19/index.html

4) OECD. Social security contributions. https://data.oecd.org/tax/social-security-contributions.htm

この局面に

この一手! 社会制度関連（医療費の概要）の定跡　その壱

☑ ニュースなどでは「医療費が高い」とよく言われますが、一度は自分の目でどのくらいなのか確かめてみましょう。

☑ 日本の医療費は高齢化の影響を強く受けています。

第4局

社会制度関連

第4局　社会制度関連

個人の医療費
目の前の患者さんは1年に
どのくらい払っている？

★★☆

患者さんごとの医療費の上限を知ってアドバイスをすると、喜ばれます。

「前項で年齢別の医療費について掲載したけれど、抜けている視点があるんだ。わかるかな？」

「何でしょう？」

「収入に応じた割合でしょうか？　同じ自己負担金でも、収入に応じて20万円の2万円と60万円の2万円では全然違いますよね」

「僕も同意見。ここもいろいろな意見があってよいという前提で話すね。僕が調べた限り、年収別の医療費の割合という統計を見たことがないのよ」

「確かに、前項では年代別ですね」

「まあ、年収別の収入と医療費を突合するデータがないんだろうね。こちらが国税庁のホームページにあったデータだけれど、世代別の平均給与となっている（図1）[1]。しかも、この図を見るとわかるけれど年収を"平均する"意味はあるのか？　必要なのは中央値では？　などを考えなければならないよね。そして当たり前だけれど様々な職業があるから、一概には言えないよね。税収のところは国税庁で、医療費は厚生労働省のデータだから、年収別医療費がないということは十分にあり得るね」

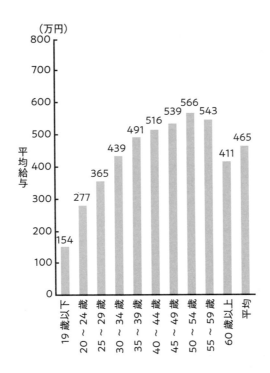

図1　年齢別平均給与
（国税庁．統計情報．1年を通じて勤務した給与所得者．年齢階層別の平均給与．https://www.nta.go.jp/publication/statistics/ kokuzeicho/minkan1998/menu/03.htm より）

「長澤先生って相変わらず変なデータを調べていますよね」

「そうかな。新聞、雑誌の見出し、テレビのコメンテーター、YouTube の意識高い系の 動画を見て、鵜呑みにするよりは真っ当だと思うけどなぁ〜」

「確かにそれはそうですね」

「だから、こういう政府の統計や文章はきちんとしていないとダメなのよ。森友学園問題 なんかは汚職はもちろんだけれど、このような文章などを改ざんすることが僕はダメ だと思うのよ※」

「先生、ここでそれは攻めすぎでは？」

「お、そうだね……。ずいぶん脱線したけれど、こういうふうに年収別の不公平をなくす ための制度が何かって知ってる？」

「高額医療費制度でしょうか？」

※このような古文書の改竄や統計の改竄問題を突っ込んだ人として小川淳也衆議院議員がいます。大島新監督の『なぜ君は 総理大臣になれないのか』、『香川1区』は見応えのあるドキュメンタリーでした。

「うん、それもあるね。そこに加えて、自己負担額の割合もある。まず、自己負担からね。日本の医療費はこんな感じで、公費が40%、保険料が50%、自己負担が10%程度なんだよ（ 表1 ）[2]」

表1　財源別国民医療費

財源	平成30年度		平成29年度		対前年度	
	国民医療費（億円）	構成割合(%)	国民医療費（億円）	構成割合(%)	増減額(億円)	増減率（%）
総数	433,949	100.0	430,710	100.0	3,239	0.8
公費	165,497	**38.1**	165,181	**38.4**	316	0.2
国庫	109,585	25.3	108,972	25.3	613	0.6
地方	55,912	12.9	56,209	13.1	△297	△0.5
保険料	214,279	**49.4**	212,650	**49.4**	1,629	0.8
事業主	92,023	21.2	90,744	21.1	1,279	1.4
被保険者	122,257	28.2	121,906	28.3	351	0.3
その他	54,173	12.5	52,881	12.3	1,292	2.4
患者負担	51,267	**11.8**	49,948	**11.6**	1,319	2.6

（厚生労働省. 各種統計調査. https://www.mhlw.go.jp/toukei/saikin/hw/k-iryohi/18/dl/kekka.pdf を参考に作成）

「意外と自己負担って少ないんですね。高齢者が多いからですか？」

「まあ、そうだろうね。それがこの自己負担額になるのよ（ 図2 ）[2]。

現役世代より軽い1割の窓口負担で医療を受けられます
それぞれの年齢層における一部負担（自己負担）割合は、以下の通りです
75歳以上の者は1割（現役並み所得者は3割）
70〜74歳の者は2割（現役並み所得者は3割）
70歳未満の者は3割。6歳（義務教育就学前）未満の者は2割

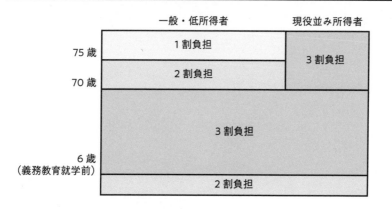

図2　医療費の一部負担（自己負担）割合について
（厚生労働省. 各種統計調査. https://www.mhlw.go.jp/toukei/saikin/hw/k-iryohi/18/dl/kekka.pdf を参考に作成）

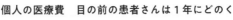

ここからさらに自己負担額の上限が収入に応じてある（表2）³⁾。

表2　自己負担の上限

■ 69歳以下の上限額

適用区分	ひと月の上限額（世帯ごと）
年収約1,160万円〜 健保：標準報酬月額83万円以上 国保：所得901万円超	252,600円＋（医療費−842,000円）×1%
年収約770〜1,160万円 健保：標準報酬月額53〜79万円 国保：所得600〜901万円	167,400円＋（医療費−558,000円）×1%
年収約370〜770万円 健保：標準報酬月額28〜50万円 国保：所得210〜600万円	80,100円＋（医療費−267,000円）×1%
年収156〜370万円 健保：標準報酬月額26万円以下 国保：所得210万円以下	57,600円
住民税非課税世帯	35,400円

■ 70歳以上の上限額

適用区分		ひと月の上限額（世帯ごと）	うち外来（個人ごと）
現役並み	現役並み所得者 III 年収1,160万円〜 標準報酬月額83万円以上 課税所得690万円以上	252,600円＋（医療費−842,000円）×1%	−
	現役並み所得者 II 年収約770〜1,160万円 標準報酬月額53〜79万円 課税所得380〜690万円	167,400円＋（医療費−558,000円）×1%	−
	現役並み所得者 I 年収約370〜770万円 健保：標準報酬月額28〜50万円 課税所得145〜380万円	80,100円＋（医療費−267,000円）×1%	−
一般	年収約156〜370万円 標準報酬月額26万円以下 課税所得145万円未満など	57,600円	18,000円（年144,000円）
住民税非課税など	II 住民税非課税世帯	24,600円	8,000円
	I 住民税非課税世帯（年金収入80万円以下など）	15,000円	8,000円

（厚生労働省保険局. 高額療養費制度を利用される皆さまへ（平成30年8月診療分から）. https://www.mhlw.go.jp/content/000333279.pdf を参考にして作成）

　これがあって、さらに年収に応じて高額医療費の制度がある。この制度はこれ（図3）³⁾」

高額療養費制度は、家計に対する医療費の自己負担が過重なものとならないよう、医療機関の窓口で医療費の自己負担を支払ったあと、月ごとの自己負担限度額を超える部分について事後的に保険者から償還払い（※）される制度である。

※1　入院の場合、医療機関の窓口での支払いを自己負担限度額までにとどめる現物給付化の仕組みを導入
※2　外来でも平成24年4月から同一医療機関で自己負担限度額を超える場合に現物給付化を導入

後期高齢者医療制度の被保険者に関わる自己負担限度額は現役世代よりも低く設定されている。自己負担限度額は被保険者の所得に応じて設定される。

例：70歳未満・年収約370〜770万円の場合（3割負担）

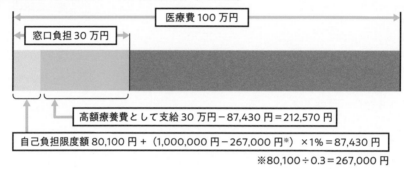

医療費100万円

窓口負担30万円

高額療養費として支給 30万円−87,430円＝212,570円

自己負担限度額 80,100円＋（1,000,000円−267,000円※）×1％＝87,430円

※80,100÷0.3＝267,000円

注：同一の医療機関における一部負担金では限度額を超えない場合であっても、同じ月の複数の医療機関における一部負担金（70歳未満の場合は 21,000 円以上であることが必要）を合算することができる。この合算額が限度額を超えれば高額療養費の支給対象となる。

図3　高額療養費制度の概要
（厚生労働省保険局. 高額療養費制度を利用される皆さまへ（平成30年8月診療分から）. https://www.mhlw.go.jp/content/000333279.pdf を参考にして作成）

「そうなると、医療費はそれほどかからないんですか？」

「僕の印象ではそうなる。さらに"**世帯合算**"や"**多数回該当**"なんかもあるから、よほどのお金持ちがよほどの金額の医療を受けなければ心配ないと思う。ただ、そもそもお金持ちが医療費で困る状況が想定できないし、高額医療といっても保険適応されるものが対象だよ。この高額医療は月ごととなるから、**月をまたぐ入院などは注意が必要**だね。69歳以下では医療機関ごとに計算、同じ医療機関でも、医科入院、医科外来、歯科入院、歯科外来に分けて計算することになっている。予定入院なんかがあると、手元にお金がなくて……という人はあらかじめ申請して、**限度額適用認定証**などを使うことができる」

「結構至れり尽くせりですね」

「そうだよ。これらの制度が基本中の基本ね。だから、僕は患者さんにシンプルに"お金はある？"と尋ねる。すると結構"実は……"という話になるんだ。そういうときは"で

もこういう制度あるから安心して検査や治療受けましょう"と言うね」

「先生はMSWとよく話してますものね」

「MSW？　アメリカのプロレス団体ですか？」

「Medical Social Workerのことよ！　先生の周りだと社会福祉士が担当していることが多い印象かな。で、何なのよ、アメリカのプロレス団体って」

「うん、こういう説明をMSWは上手にするしね。アメリカのプロレスなら、WWE（World Wrestling Entertainment）が圧倒的に有名じゃない？　他にも細々と団体あるけれどねえ」

「（もしやヤバい流れ……無言でいなきゃ……）」

「じゃあ、ここで書かなかった部分を次で話そう」

第4局

社会制度関連

参考文献

1）国税庁. 統計情報. 1年を通じて勤務した給与所得者. 年齢階層別の平均給与.
https://www.nta.go.jp/publication/statistics/kokuzeicho/minkan1998/menu/03.htm
2）厚生労働省. 各種統計調査.
https://www.mhlw.go.jp/toukei/saikin/hw/k-iryohi/18/dl/kekka.pdf
3）厚生労働省保険局. 高額療養費制度を利用される皆さまへ（平成30年8月診療分から）.
https://www.mhlw.go.jp/content/000333279.pdf

この一手！ **社会制度関連（個人の医療費）の定跡　その弐**

☑ 医療制度の仕組みを知っておくことは、患者さんへの医療提供時に役に立ちます（特に医師の前でお金の話をしにくいという患者さんは大勢います）。

その参

第4局 社会制度関連

難病や人工腎臓に関わる医療制度

腎臓内科が
気にするところ

☆☆☆

医療費の上限を下げられる制度がいくつかあります。こちらも伝えると喜ばれます。

「じゃあ、基本的な制度は前項までで解説したから、次は個別の制度ね」

「個別の制度ってあるんですか?」

「私が最初のほうで話したじゃない（プロローグ参照)」

「え、何でしたっけ?」

「ええと、まあ前項の部分はほぼ誰でも使える制度として基本だよね。そこにさらに具体的な病名などが加わって使えるようなものがあるんだ。例えば、腎臓内科分野でいうと指定難病などで、一部に小児慢性特定疾病もある。腎代替療法に関わってくると、身体障害者手帳が更生医療につながるね、特定疾病療養受療証（通称:マル長)、あとは若い方だと障害年金かな」

「????　マッタクワカリマセン」

「まあ、そうだよね。里見先生は?」

「私は前に教えられたタイミングで、診断書を下書きしてサインを長澤先生にお願いしています」

「それでいいと思うよ、詳しいことはMSWの方にお任せしていいと思うけれど、自分が担当している患者さんにはどの制度が使えて、どのように提案できるかは知らせておいたほうがいいよね。じゃあ順番に解説しようか」

「はい」

「まず**指定難病**ね。これはちょこちょこ法律が変わったり、病気が追加されたりするので、厚生労働省のホームページで指定難病を確認したり、窓口で相談することが前提だね。当科でよく診る疾患としては43 顕微鏡的多発血管炎、44 多発血管炎性肉芽腫症、45 好酸球性多発血管炎性肉芽腫症、49 全身性エリテマトーデス、66 IgA 腎症、67 多発性嚢胞腎、218 アルポート症候群、220 急速進行性糸球体腎炎、221 抗糸球体基底膜腎炎、222 一次性ネフローゼ症候群、223 一次性膜性増殖性糸球体腎炎、224 紫斑病性腎炎、300 IgG4 関連疾患、335 ネフロン癆。まあ守備範囲がもっと広い人がいればファブリ病が入るライソゾーム病や、非常に珍しいが糖原病もあり得る。ただし、指定難病として認定されずに、例えばIgA 腎症なら下記のいずれかを満たす場合を対象とすることになっているよ」

・CKD 重症度分類ヒートマップが赤の部分の場合
・タンパク尿 0.5g/g Cr 以上の場合
・腎生検施行例の組織学的重症度Ⅲ または Ⅳ の場合

「あまり軽症だと認定されないですからね」

「そうだね、患者さんのメリットとしては 表1 、 図1 [1] にあるように、自己負担額が少なくなる。なので、多発性嚢胞腎のサムスカ®のように薬剤費が高い場合には有利になる。

表1　医療費助成における自己負担額上限（月額、単位：円）

階層区分	階層区分の基準（括弧内の数字は夫婦2人世帯の場合における年収の目安）		自己負担上限額（外来＋入院）（患者負担割合：2割）		
			一般	高額かつ長期*	人工呼吸器など装着者
生活保護	–		0	0	0
低所得Ⅰ	市町村民税非課税（世帯）	本人年収〜80万円	2,500	2,500	1,000
低所得Ⅱ		本人年収80万円超〜	5,000	5,000	
一般所得Ⅰ	市町村民税7.1万円未満（約160〜370万円）		10,000	5,000	
一般所得Ⅱ	市町村民税7.1万円以上25.1万円未満（約370〜810万円）		20,000	10,000	
上位所得	市町村民税25.1万円以上（約810万円〜）		30,000	20,000	
入院時の食費			全額自己負担		

*「高額かつ長期」とは、月ごとの医療費総額が5万円を超える月が年間6回以上ある者（例えば医療保険の2割負担の場合、医療費の自己負担が1万円を超える月が年間6回以上）
（難病医学研究財団. 難病情報センター. 指定難病患者への医療費助成制度のご案内. https://www.nanbyou.or.jp/entry/5460 を参考にして作成）

特定医療費の支給にあたっては医療保険制度、介護保険制度による給付を優先する（保険優先制度）。通常医療保険機関の窓口では、医療費の7割を医療保険が負担し、残りの医療費の3割を患者が自己負担することになるが、特定医療費の支給認定を受けた場合は指定医療機関での窓口負担が自己負担上限額（月額）までとなる。ただし、自己負担上限額と医療費の2割を比較して自己負担上限額のほうが上回る場合は、医療費の「2割」が窓口での負担額となる。

例1：一般所得Iの者が自己負担上限額（月額1万円）まで負担する場合
　　　（自己負担上限額1万円＜医療費の2割2万円）

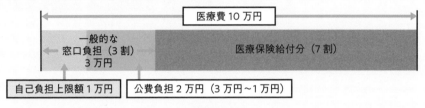

例2：一般所得Iの者が医療費の「2割」まで負担する場合
　　　（自己負担上限額1万円＞医療費の2割0.8万円）

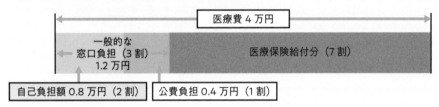

図1 特定医療費の自己負担
（難病医学研究財団. 難病情報センター. 指定難病患者への医療費助成制度のご案内. https://www.nanbyou.or.jp/entry/5460 を参考にして作成）

「有利にならない場合があるということですか？」

「そうだね。IgA腎症で経口ステロイドだけだと、ステロイドは安いから自己負担額の上限に達しない場合にはメリットが少ない。さっき里見先生が言ったように、指定難病だからといってすべての人が対象になるわけではないからね。そのような場合には"**軽症高額該当**"というのがあるよ。"高額な医療を継続することが必要"とは、"医療費総額が33,330円を超える月が支給認定申請月以前の12月以内に3回以上ある場合に医療費助成の対象になる"とあるね」

「結構複雑ですねえ」

「そうなのよ。こういうことを患者さんが自分で調べるのは大変だし、ここは僕たちがサポートする必要があるよね。ちなみに年1回の更新が必要なのと、指定医療機関で行われた医療に限定されているから、外来で逆紹介するときは注意ね。**小児慢性特定疾病**はこれの子どもバージョンだと捉えているよ。18歳までの制度だけれど、20歳まで延長できるから、内科では小児科からのキャリーオーバーが多い印象。これに加えて、進行した腎機能障害では**身体障害者手帳**が申請できるよ。少しわかりにくいだろうから、次

　項で話そう」

参考文献
1）難病医学研究財団. 難病情報センター. 指定難病患者への医療費助成制度のご案内.
　https://www.nanbyou.or.jp/entry/5460

この局面に

社会制度関連（難病や人工腎臓にかかる医療費）の定跡　その参

☑ 専門医が診る疾患が多いと思いますが、指定難病患者への医療費助成制度が
　あり、患者自己負担額を軽減させられます。

第4局

社会制度関連

コラム

自分に余裕があるといいですね

　「貧しい人ほど情報弱者である」という言葉を最近聞くようになりました。以前は「情報弱者だから貧しいんだ」という文脈で言われていた印象です。

　患者さんたちが医療に関わる種々のことを知らないのを、患者側の問題だけにしていいのでしょうか？（もしかしたら医療スタッフでも理解が足りない人もいるかもしれませんが。）

　例えば医療業界で働いている人で、住民税を払っていない人はおそらくいないと思います。ただ、iDeCoやふるさと納税を利用していない人はまだまだたくさんいるところを見ると、大多数の人にとって国が提供する有利な制度を理解し活用することは難しいのだと思います。

　だからこそ、これを機会に医療制度を学んで、伝えてほしいのです。私が考える限り、日本の医療に関する制度は手厚いと思います。

　本書の第4局は「自分、または家族が患者側になったときに使えるサービスがこんなにあるんだ！」という視点で読んでもらいたいです。これを知っていれば、「病気です」と告げられたとき、金銭的な（そして精神的な）余裕を持つ可能性は高くなりそうではありませんか？病気は、不可逆的で進行的であることがしばしばで、ある一線を越えてしまうと、ほとんど選択肢がなくなってしまいます。それがお金のためと言って、重要な意思決定を先延ばしにして一線を越えられてしまわないためにも、情報提供をできるようにしたいと考えています。

　自分だっていつ患者側になるかわかりません。ということで、私はいつも情報をアップデートし続けています。我々医療者側に余裕がないと患者さんにも余裕を持って接することできませんからね。

第4局　社会制度関連

身体障害者手帳、更生医療、マル長

「透析患者の自己負担が少ない」こと のカラクリは、ずるではなくて国の制度

★☆☆

支援を受けられる医療制度は複雑です。基本を確認しましょう。

「今日は身体障害者手帳についてまず話そう。腎臓の分野だと、**腎臓機能障害**があって1級がCCr＜10mL/min、3級がCCr 10〜20mL/min（eGFR＜10）、4級がCCr 20〜30ｍL/min（eGFR 10〜20）で適応となるね」

「2級はないんですね？」

「そうなんだよ。この経緯は知らないけど、永久欠番なんだろうね。そういえば野球の永久欠番って」

「（わ……嫌な予感……）先生、仕事の話をしましょう。この級の違いは何ですか？」

「これね、級数に加えて第1種、第2種という違いがあるんだよ。ただ、腎臓は1、3、4級全部が第1種だから2種との違いがよくわからない。これも詳しくはMSWから聞くといいよ。主なメリットは"**交通機関料金の割引**"が挙げられると思う。血液透析だと週3回通院の必要があるから交通費もバカにならないよね。よく見るとJRや航空運賃が安くなったり、駐車許可証も発行されたり、税金が免除されることがあると解釈できる部分もあるみたいなんだ。ただ、説明が書いてある大多数のパンフレットやウェブサイトでは"窓口で相談してください"とあるからこれはプラスアルファの何かが必要なのかもしれないね」

「それってヒドくないですか？　じゃあ、あの言うことを聞かない透析患者が旅行に行くために、空港の優先駐車場に停めて、割引で沖縄に行って帰ってくるんですか？　真面目に仕事をするのがバカらしくなります」

「皆が皆というわけじゃないだろうけれど……。きちんとした手続きを踏めば、ルール上問題はないだろうね。必要な人にだけ必要なサービスを提供するとなると、誰が不正受給をチェックするのか、その人件費などは誰が出すのかという視点も必要だよね。映画

『護られなかった者たちへ』を見たら感じるところがあるかもしれない。まあ、ともあれ、この**身体障害者手帳は更生医療**のために必要なんだ。厳密にいえば、身体障害者手帳がなくても厚生医療は申請できるはずだけれど、腎代替療法についてはセットで申請しているね」

「マッタクワカリマセン！」

「人工透析や腎移植を受けている患者さんは、自立支援医療（更生医療）を申請することがほとんどなんだ。まあ他にもあるけどね。例えばこんな感じで（**表1**）[1]。

表1 自立支援医療の対象

障害の種類	手術名など（参考）
腎臓機能障害	人工透析療法、腎移植術、腎移植術後の抗免疫療法など
心臓機能障害	冠動脈バイパス術、ペースメーカー植込術、弁置換術、心移植術、心移植術後の抗免疫療法など
小腸機能障害	中心静脈栄養法
免疫機能障害	抗HIV療法など
肢体不自由	人工関節置換術、関節固定術など
視覚障害	白内障手術、角膜移植術、網膜剥離手術など
聴覚・平衡機能障害	人工内耳植込術、外耳道閉鎖形成術など
音声・言語・咀嚼機能障害	口唇形成術、口蓋形成術、歯科矯正治療、嚥下機能改善手術、誤嚥防止手術など
肝臓機能障害	肝臓移植術、肝臓移植術後の抗免疫療法

（宮城県. リハビリテーション支援センター. 自立支援医療（更生医療）について. https://www.pref.miyagi.jp/soshiki/rehabili/kouseiiryou.html を参考にして作成）

健康保険の医療費の自己負担額は1〜3割となったんだけれど、自律支援医療制度では、この上限がさらに下がるイメージ（**図1**）[2]」

①利用者負担が過大なものとならないよう、所得に応じてひと月当たりの負担額を設定（これに満たない場合は1割）
②費用が高額な治療を長期にわたり継続しなければならない（重度かつ継続）者、育成医療の中間所得層についてはさらに軽度措置を実施

所得区分		更生医療・精神通院医療	育成医療	重度かつ継続		
一定所得以上		対象外	対象外	20,000円	市町村民税235,000円以上	
中間所得	中間所得2	医療保険の高額療養費 ※精神通院のほとんどは重度かつ継続	10,000円	10,000円	市町村民税課税以上235,000円未満	市町村民税33,000円以上235,000円未満
	中間所得1		5,000円	5,000円		市町村民税課税以上33,000円未満
低所得2		5,000円	5,000円	5,000円	市町村民税非課税 (本人収入が800,001円以上)	
低所得1		2,500円	2,500円	2,500円	市町村民税非課税 (本人収入が800,000円以下)	
生活保護		0円	0円	0円	生活保護世帯	

「重度かつ継続」の範囲
疾病、症状などから対象となる者
　「更生・育成」　腎臓機能・小腸機能・免疫機能・心臓機能障害（心臓移植後の抗免疫療法に限る）・肝臓の機能障害（肝臓移植後の抗免疫療法に限る）の者
　「精神通院」　①統合失調症、躁うつ病、うつ病、てんかん、認知症などの脳機能障害、薬物関連障害（依存症など）の者
　　　　　　　②精神医療に一定以上の経験を有する医師が判断した者
疾病などにかかわらず、高額な費用負担が継続することから対象となる者
　「更生・育成・精神通院」　医療保険の多数該当の者

図1 特定医療費の自己負担
（難病医学研究財団. 難病情報センター. 指定難病患者への医療費助成制度のご案内. https://www.nanbyou.or.jp/entry/5460 を参考にして作成）

「透析患者の自己負担は多くて2万円ということですか？」

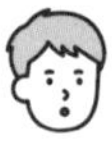

「そういうこと。さらに透析患者については、**特定疾病療養受療証（通称：マル長）**がある。これは下記の3つの疾病が対象だからね。

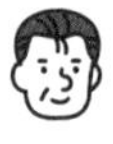

・先天性血液凝固因子障害の一部（血友病）
・人工透析が必要な慢性腎不全
・血液凝固因子製剤の投与に起因する（血液製剤による）HIV感染症

これだと特定疾病の自己負担限度額が1つの医療機関につき月額1万円となる」

「これも至れり尽くせりですね」

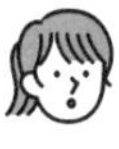

「さらに自治体によっては**重度心身障害者医療費助成制度**も使える場合があるよ」

「ボクハモハヤマッタクワカリマセン」

「わからなくても、入っている保険や、必要な書類を過不足なく正しい窓口に出す！　と言っても、人によっては難しいよね。役所は役所できちんと提出してもらわないと困るわけだから、このあたりを知って、MSW に説明をお願いをする。あるいは患者さんには行政書士に頼んで代理申請するように促す。僕たちは速やかに書類を書くことが大事だね」

「どうしてこんなに手厚くしているんでしょうかねえ……」

「おっ、珍しく里見先生不機嫌だね」

「自分で勝手に腎臓を悪くして、注意してもタバコはやめないし、パチンコはしているし……」

「そういう人もいるけれど、まず、糖尿病っていうのがもはや生活習慣だけではない病気だということがわかってきているよね。『生活習慣病を死語にする会』という活動をしている人たちもいる³⁾。僕は結構たくさんの"言うことを聞かないって思われている患者さん"を担当しているけど、"家族のために朝も夕も働いて身体を壊したら会社をクビにされた"という話を聞いたりするんだよ。そうなると誰が悪い？」

「そのひどい会社だと思います」

「クビになった後に、"奥さんが子どもを連れていなくなったから、もうどうでもいいやとなって病院にも行かなくなった"と話してくれたんだ。こうなると？」

「奥さんもひどいですね……」

「まあ、そう思っちゃうかもしれないね。ただ家族のことは誰にもわからない。会社だってやむにやまれない事情で、法律を無視してクビを切っているかもしれないからさ。本当に誰が悪いのか、ということについては正解がないのよ。政治が悪いのかな？」

「政治家って変なことばかりを言っている気がしますしね。まともなことを言っているようでも、何か歯切れ悪いというか……」

「まあね。だって、医療というのは世の中の問題の一つで、病気をもっていない人の生活もあるし、インフラのこともあるし……。あ、話が長くなったから、続きはご飯でも食べながらにしようか。今日は僕の行きつけの和食でいい？」

「今日は肉じゃないんですね。和食も行きます！」

「ということは、あの店ですね。わかりました！　よろしくお願いします」

参考文献

1）宮城県. リハビリテーション支援センター. 自立支援医療（更生医療）について.
　https://www.pref.miyagi.jp/soshiki/rehabili/kouseiiryou.htm
2）厚生労働省. 障害者福祉 自立支援医療. 自立支援医療における利用者負担の基本的な枠組み.
　https://www.mhlw.go.jp/bunya/shougaihoken/jiritsu/dl/01.pdf
3）杉本正毅. 生活習慣病を死語にする会.
　https://ssb45.com/

 社会制度関連（身体障害者手帳、更生医療、マル長）の定跡

その四

☑ 人工腎臓の治療を受けている方がずるをしているわけではありません。これが国の制度であることを知ることが重要です。

その五

第4局 社会制度関連

生活保護
国の最初で最後の
セーフティネット

★★☆

目の敵にされがちな生活保護ですが、まずは制度を理解しましょう。

板前「いつもありがとうございます。珍しいですね、当日にご連絡をいただくなんて」

「うん、今日は話が長くなりそうだったし、将来有望な若い子たちを連れてきたんだ。今日もよろしくね」

「このお店はいつも素敵ですよね」

「こういう良い雰囲気の店にも来られるんですね。焼き肉屋と居酒屋ばかりだと思っていました」

「ははは、臨機応変にね。そのときの気分、イベントに合わせるよ。頑張った古賀先生もそろそろ腎臓内科の研修を終える頃だからさ。おもてなししないといけないなぁと思って」

「嬉しいです！　ありがとうございます！」

「料理は季節ものが出てくるからね。二人ともアレルギーとか嫌いな食材はない？　じゃあお任せでいいね。それではどうぞよろしくお願いします」

板前「かしこまりました。美味しいものをご用意させていただきます」

「で、今日は珍しく里見先生は不機嫌だったね」

「生活保護って、何かラクしてお金をもらっているというイメージがあるんです」

「う〜ん……。それはあるかもしれないよね。ところで実際にいくらもらっているかは知っている？」

「15万円/月とか？」

「普通はそんなにはもらえないかなぁ。まあ、**生活保護というのは誰でも一定の金額をもらえるのではなくて生活最低費**っていう概念なんだ」

「何ですか、それ？」

「まず、住んでいる地域の等級がある[1]。さらに生活扶助という面倒な計算式があって、住宅扶助としてこれも地域と世帯によって加算があって、さらに18歳以下の児童には児童養育費加算、母子加算、身体障害者は障害者加算がある。他にも妊婦加算などがあるね。これらの式で算出した金額よりも年金や給与収入が少ない場合には、その差し引きが生活保護費としてもらえるんだよ。映画『護られなかった者たちへ』の中でも扶養照会のシーンがあった。原作は中山七里さんの2016～2017年の全国14紙での連載で、令和3年3月1日時点より扶養照会の実施が緩和されている。だから実際にはああはならないはず。まあ、それはいいか。そうなると、15万円ももらえないって思ったけれど古賀先生が言ったように、世帯によっては15万円もらっていることもあり得るね」

「え～。働かずに15万円ももらえるのですか？」

「そういう見方はできるけれど、ほとんど出費が決まっているお金だから、貯蓄ができないよ。無理ではないけれど相当大変なはず。まずその前に主な資産を処分する必要があるしね」

「パチンコには行っているのに？」

「そこは話題になったね。これは新聞の記事にあったんだけれど、指導・助言した数だからもっと多いはず。でも生活保護を受けている人が200万人近くいるとすると、問題のある人は本当にごく一部だよ（ 図1 ）[2]。

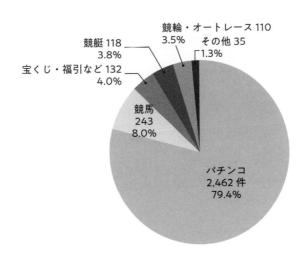

図1 生活保護受給者に対して指導・助言した件数
（厚生労働省.社会・援護局 保護課.生活保護関係全国係長会議資料をもとに作成）

第4局

社会制度関連

「でも、もらったお金でギャンブルですよー !?」

「まあ、普通に考えたらそうだよね。このパチンコ・トラスティ・ボードという統計がどれくらい信頼性があるのかわからないけれども [3]、そこのデータを見ると、パチンコ屋自体は雇用を生み出して税金を納めているなら、それはそれでOKなのでは？　と思うのよ。どこにお金が流れているかについては"パチンコ×議員連盟"で検索してみたらいいんじゃないかな。そして今は新型コロナウイルス感染症の影響もあって仕事が少ないからね。生活保護費も原資は税金だけど、飲み屋で使えば飲み屋の収入になるし、ギャンブルで使えばいくらかは税金になるわけだし」

「それはそうですが……」

「こちら先付けになります。毛ガニと菊菜にカニ味噌のジュレを載せました」

「素敵！」

「なんかオシャレですね」

「まあ、お腹が空いていると優しくなれないからね。食べながらね」

「美味しい！　このジュレ、ちょっとお酢が入っているんですね？」

「うん。ここの料理は一見普通に見えるけど、工夫があっていいよね。次はお吸い物だ」

「本日は豆腐の吸い物となります」

「この器も素敵ですね」

「ありがとうございます」

「そういえば、長澤先生の行くお店は、器に凝られているところが多いですよね？」

「ラーメン屋と焼き肉屋もそうでしたっけ？」

「それ以外よー」

「うん。お皿は料理の着物だからね〜。これは北大路魯山人の言葉ね。こういう季節感の
ある料理を出す店は器も良くないと」

「本当ですね！　賛成！」

「それはさておき、生活保護→ギャンブルだったね。15万円は高いかどうかという話だっ
た。古賀先生はどう？」

「うーん、働かなくて15万円もらえるなら、自分も欲しい！」

「なんて安直な……」

「あはは、古賀先生らしくていいじゃない。確かにそれはそれで議論があるよね。ベー
シックインカム（立場や所得の違い・年齢・性別に関係なく、すべての人に対する所得
保障として、一定金額の現金を支給する制度）についてだね。まあ、国民全体に1か月
15万円を配ればどうなるかな。古賀先生どう？」

「焼き肉屋に行く回数が増える！」

「それはあり得る。でも多分インフレが起こると思うよ。だって、国民全員が今から自由
に使えるお金が15万円増えたとして、使うとするじゃない？　そうしたら、物品の値
段が上がるよね。とりあえずお金が入ってくるから、安い賃金で働かなくなる→人件費
上がる→価格に上乗せ、と思っている。お金の価値が下がるからインフレ。これはあく
まで僕の感覚だけれどね」

「まあ、それは十分起こりそうですね」

「先生たちはいろいろなことを考えているんですねえ」

「政治などには無関心でいられるけど、無関係じゃないからね。自分の身近な問題については少し考えないと。まあ、生活保護の問題は医療が全面的に無料になることだからさ」

「ずるい？」

「それはあるかもしれないけれど、前の医療費のところで、お金を持っていても保険診療では収入に応じた負担だったでしょう？」

「うーん」

「それでは、医療アクセスの敷居の低さが問題ですか？」

「そもそも日本は受診回数が多いからね。生活保護は取り損ねないから過剰診療や不正請求をしている可能性があるという話もあるよ。このデータによると、医療費が1兆7,000〜8,000億円となっているね（図2）[4]。

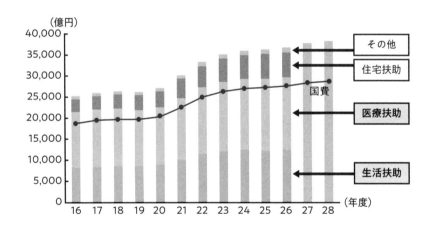

図2 生活保護における医療扶助の推移
（厚生労働省. 生活保護基準の新たな検証手法の開発等に関する検討会. 生活保護制度の概要等について. https://www.mhlw.go.jp/content/12002000/000488808.pdf を参考にして作成）

　日本で"生活保護なので○○の治療を受けられない"ということはないから、病院側も治療費を受け取れなかったことにはならない。だから簡単に治療してしまう現状があると思うんだよ。実際にそういう不正受給のニュースはたまに見聞きするよね。この厚生労働省のデータによれば生活保護受給者の受診が頻回、処方箋当たりの薬剤費が高いなんてことが書いてあるよ[5]」

「自分で払う必要がないから何回も受診に来るんでしょうか？」

「その要素はあるかもね。実際に身体を壊して生活保護を受けて、治療が必要で受診回数が多くて薬剤費が高いなら頷けるけれど」

「じゃあ、一生で使える医療費の上限を決めるとか……？」

「おおー。良さそうに思えるけれど、大きな病気をしたあと、もう二度と大きな病気にかからない、とは限らないよね」

「確かに」

「85歳以上は治療しない」

「それもアリかも。ただ、自分がお世話になっている親が治りそうな病気なのに"歳だからやめましょう"となる場合もあるよ」

「確かにそうですね」

「それじゃあいっそのこと、医療費は無料で！」

「イギリスなどはそうだよね。あの国はかかりつけ医にかからないと大病院に行くことができない。厳密には社会保障だから自己負担がないだけで医療費がないわけじゃない」

「じゃあ、完全に自由診療」

「さすがにアメリカでもそこまでいってないよ。何か暴動が起こりそうで怖いよね。まあ国ごとに考え方が違うから、そうなるとオレゴンルールというのは良いところついていると思うのよ」

「何ですかそれ？」

「オレゴンルールはね、これだよ。

①すぐ、いつでも診てもらえる（free and easy accessibility）
②質の高い医療が受けられる（high quality）
③安い医療費（low cost）
国民は3つのうち2つは自由に選択できるが、3つとも求めることは不可能である。

アメリカのオレゴンの役人が言ったらしいんだ」

「もしかして、日本では達成できていました？」

「うん、患者さんのことを考えれば理想的な環境だったよね。ただ、4つ目のファクターとして、医療従事者のブラックな働き方があって、それで支えられていたからね」

「……」

「こちら鮎です。ちょっと時季が遅めですがいいものあったので」

「わ、大好物！　まあ、そんな感じで生活保護一つとっても、受給者が全員変な人じゃないし、病院だって大半は普通だよ。ただ、ごく一部の極端な人が変なことを言ってクローズアップされるじゃない、今の世の中って。僕が好きなミュージシャンのYouTubeでも100人に1人はサムダウンボタンを押しているし、嫌なら見なきゃいいのにね。どこにでも変な人は1％程度はいると思っているんだ。安部公房が『砂の女』（新潮社）で"精神分裂症の人が100人に1人の割合で存在する"なんてことを書いていたけれど、人間社会ってそんなもんだと思うよ。その変な1人のために99人を犠牲にするようなことは嫌だね。もちろん99人のために1人犠牲になれって話も嫌だけれど。確かそういう漫画があったね。吉田博嗣『やすお』（講談社）、間瀬元朗『イキガミ』（小学館）なんかもそう読めなくないよね」

「漫画のことはよくわかりませんが、仰っていることは何となくわかります。じゃあ、長澤先生が考えるベストは何ですか？」

「うーん、教育かな。オードリー・タンも"少数の人が高度な科学知識をもっているよりも、大多数の人が基本的な知識をもっているほうが公衆衛生の観点では重要"などと言っていたよね。幼少時から、病気を含めて差別と偏見を減らすことが大事だと思っているよ。そのうえで、健康のありがたさね。現代レベルの基本的な健康、例えば健康診断って、健康でありたいと思う人間の英知だと思うのよ。突然得体の知れない病気になって、運が悪ければ亡くなってしまう不条理を克服したいという願いが形になったと捉えている。古い本を読むと、1940年代のアメリカのベッドは中年の脳卒中、腎不全、心不全で埋め尽くされていたという記載があるんだ。当時アメリカの寿命は65歳くらいだったから中年（原文ではmiddle-age）と書かれていたのは40〜50歳を指すよね。自分の今の年齢で脳卒中で倒れたら嫌だよ。あまり人生に悔いが残らないようにと思って生きているけれど、さすがにね」

「まあ、そうですよね」

「こちら、はらこ飯です。おかわりもあります。召し上がれない場合にはおみやでどうぞ」

「ありがとう〜。今日も美味しかったね。最後に水菓子が出て、お茶を飲んだらお開きだ」

「どの料理も素敵でした。美味しいし盛り付けも器もどれも素晴らしいです」

「里見先生にそう言ってもらえると嬉しいね。ぜひたまに顔を出してあげて。古賀先生も大事な人を連れてくると喜ばれるよ」

「はい、わかりました」

「本日のお料理はいかがでしたか？」

「いつもながら最高だったよ。あの山芋の包丁の入れ方なんか素晴らしかったし、タコの煮物のやわらかさも良かった。また来ますね」

「ありがとうございます」

「では、また〜」

参考文献

1) 厚生労働省.社会・援護局保護課.
https://www.mhlw.go.jp/file/06-Seisakujouhou-12000000-Shakaiengokyoku-Shakai/kyuchi30.pdf
2) 厚生労働省. 社会・援護局 保護課. 生活保護関係全国係長会議資料.
3) パチンコ・トラスティ・ボード. パチンコ業界の現状.
http://www.ptb.or.jp/p_status.htm
4) 厚生労働省. 生活保護基準の新たな検証手法の開発等に関する検討会. 生活保護制度の概要等について.
https://www.mhlw.go.jp/content/12002000/000488808.pdf
5) 厚生労働省. 医療扶助に関する検討会 基礎資料集.
https://www.mhlw.go.jp/content/12002000/000648415.pdf

この一手！ 社会制度関連（生活保護）の定跡　その五

- ☑ 生活保護はラクをしてお金をもらえる仕組みのように捉えている人がいますが、決してそんなことはありません。

- ☑ 運悪く就労が途絶えた人などの命綱ですので、偏見のない見方が重要です。

- ☑ もちろん不正が起こり得るため、疾病がコントロールされているにもかかわらず過剰な診療やそれをサポートするような診断書、意見書の記載を求められたときには、厳正に対処する必要があります。

コラム

海外の貧困

　日本国憲法の第25条に「すべて国民は、健康で文化的な最低限度の生活を営む権利を有する」とあります。支給金額の概要については説明しましたが、この「最低限度」というのはどのくらいを指すのでしょうか？　少し調べると、自治体によるようですが、最低限度の生活をするために所有できるものとできないものがあります。例えばエアコンは所有できるようです。しかし、車は所有できません（住む場所によっては、車がないと通常の生活を送ることが難しいかもしれませんね）。土地は持てないと書かれていましたが、地方の土地で買い手がつかない場合にはどうするのでしょうか？　スマートフォンは昨今の状況を鑑みて許可されているようです。

　貧困は海外でももちろん存在し、映画などで垣間見ることができます。『ノマドランド』を観て、アメリカの生活保護に近い制度を調べたところ、「第2回生活保護基準の新たな検証手法の開発等に関する検討会（令和元年6月21日資料、諸外国における公的扶助制度の概要）」がありました。興味のある方はご覧になってはいかがでしょうか？　アメリカの貧困はなかなか強烈ですよね。ウィル・スミス主演の『幸せのちから』やケリー・ライヒャルト監督の『ウェンディ＆ルーシー』を観ると心が苦しくなります。

　ところで映画は文化的な生活に含まれるのでしょうか……？

その六

第4局 社会制度関連

障害年金や働く人の健康
**産業医的視点も
あると便利**

★☆☆

病気を予防する、病気と付き合いながら仕事をする二本立てが必要です。

「昨日はごちそうさまでした」

「ありがとうございました」

「いいお店だったでしょう？　ぜひ使ってあげてね」

「はい。今度伺いたいと思います。ところで、先日生活保護のくだりで、“身体を壊して会社をクビになってしまった”とありましたが、クビにならない方法はあったのですか？」

「このあたりは、労務や人事が詳しいと思うけれど、企業が従業員を解雇にすることは本来ハードルが高いね。ただ、業務と病気の関係などになると、不当解雇が起こりやすい。実際、狭い業界だと、次の仕事の関係もあるから声を上げずに我慢する人だって大勢いるよ」

「病気を抱えながら仕事って続けられないものでしょうか？」

「それはもちろんできるし、しっかりサポートするべきところだよね。まず、通常の雇用契約なら“病気休暇”などがあるはず。ここは就業規則をしっかり確認したほうがいいね。最近では“失効年休積立制度”などもあるし、1時間単位で年次休暇を使うことができる事業所が増えてきていると聞いたよ。短時間勤務もある。まずはこういう制度が自分の職場にあるのか？　という確認が必要だね」

「就業規則なんて、僕、見たことがありません」

「まあ普通はそれよ。特に医者はね。この先は医師の働き方改革なども出てくるから知っておく必要があると思うよ」

「先生って、やっぱり変なことに詳しいですよね」

「そうかなぁ？　むしろ医者がこういうことを知らないほうが非常識なんだよ。産業医は、このあたりについて詳しいと思う。日本の法律はものすごく被雇用者有利だからね。まあ、それが問題であるけれど……」

「どういうことですか？」

「アメリカのように、企業側が"You are FIRED！"と言って簡単にクビにはできない。これはドナルド・トランプのテレビ『The Apprentice』の決め台詞ね。それは置いておいて、アメリカはクビにすることで人材の流動性が保たれていると思うんだ。実際、留学中に何人もクビにされたスタッフを見たもの……。日本は一度雇用すると解雇することが難しいから、そもそも雇わないという厳しい状況にある。医師だと、そのあたりに関して無頓着だよね。でも、自分で病院を経営するとなれば、考えなくちゃいけないよ」

「あら！　長澤先生、開業されるんですか？」

「うーん、どうだろう。してもいいし、しなくてもいい。今後は急性期病院には医師が大量にいて、いわゆる開業医は急性期病院などと連携をとれるところしか残らないだろうし、OTC（Over The Counter）薬で済むような疾患は開業医にとってうま味がなくなっていくだろうね。リフィル処方箋なんかも出てきたしね。そうなると開業するってどうなんだろう。そのための新専門医制度だと思っているからね」

「あの制度はヒドいですね」

「だって、生き残りをかけさせているんだから、ドロップアウトする人が出るようにしていいんだよ。生き残った人が専門医で、少なくなればインセンティブなどをつけやすくなるからね。病院も集約できるだろうし」

「マッタクワカリマセン‼」

「……。まあ、一つ言えることは真綿で首を絞めるように、病院および医師を集約化する流れが進められていくと思うよ。さておき、働く人の健康という観点で、診断書を書くことが多いのが**傷病手当**だね。"仕事をしないとお金が……"という人にはこれが使えないかを確認してもらう」

「へぇ、そんなのあるんですね」

「これは、あくまで業務外の事由によるケガや病気だよ。業務上によるものは**労災保険**だから」

「建築現場ですか？」

「まあ、そうだね。工事現場などでは"労災保険関係成立票"が貼られているよね。業務関連疾患としては腰痛や頸肩腕症候群などが多いし、うつ病などの精神疾患、心血管疾患は過重労働と併せて考えなくちゃならない。この前も話したかもしれないけれど、研修医も含め、結構過重労働で医師の過労死が起こっているんだよね。だから世の中の流れは過重労働を避ける方向にある。これが病院、医師の集中につながっていくんだよ」

「へぇ、そうなんですね」

「それで、まあ勤務時間を抑制することで過労死は減らして。あとは基本的な内科疾患、高血圧や糖尿病はしっかりと通院して治療しながら仕事をしてもらえばいいし、癌でも治療しながら仕事を続けてもらう提案が必要だし、ここをサポートする**両立支援コーディネーター**という職種もあるよ」

「いろいろあるんですね」

「そうだよ。ただ、それでも仕事が制限される病状になった場合には、**障害年金**という制度もある。この制度はなかなか複雑で、診断書も書くのに手間がかかるんだ。でも、現役世代でも受け取れるお金として、患者さんに教えてあげられるといいね」

「これらの制度って、患者さんは知らないのでしょうか？」

「うん、知らないんじゃないかな？　基本的に、国がお金をもらえる制度ってプル型の情報だからね。病気にならないのがベストだけれど、こういうことを知っておけば、もっと安心して仕事できると思うんだ」

「先生、意外と優しいですね」

「そう？　お金って風水的には木の属性だから、心の安定に必要なのよ。お金がなくなると、そわそわしちゃう人っているでしょ？　"貧すれば鈍する"という言葉もあるし、お金がないといろいろな判断を間違いやすいということは科学的にも言われているよね」

「え、風水ですか!?」

「開運地理学とでもいえばいいかな。"こうするとこうなる"っていうことの積み重ねで、ある意味サイエンスだからね。ただ、このような不思議な話はのめり込む人がたくさん

いるからこのあたりでやめておこう。お金がないと不機嫌になる人は多いよね。不機嫌
だと周りに迷惑がかかるから、不機嫌な人が少なくなるためにも、安心して医療にかか
れるくらいのことは提案しないと。まあ、医療に関わる制度はざっくりこんな感じか
な」

「ありがとうございました。確かにこのあたりの話について書かれている本ってあまり
ないですもんね」

「僕はいまいちピンときませんでした」

「MSW、ケアマネジャーなどは知っているけれど、医師が制度を知らずに勧めるのと、
知って勧めるのとでは結構違ってくると思う」

「確かに。もう少しそういう点も気にしてみます！」

「あとは、高齢者に介護保険などを使いたい場合には主治医意見書だね。実は40歳から
65歳までは特定疾病で介護保険を受けられる場合がある。僕たちの守備範囲だと"糖尿
病性神経障害、糖尿病性腎症、糖尿病性網膜症"や"閉塞性動脈硬化症"なんかだね。医
療と介護は守備範囲が違う。介護は移動、入浴などサービスが主な守備範囲だよね。訪
問看護などが必要な場合は申請を考えたほうがいいよ。このあたりは結構複雑だから、
ケアマネジャーの方を見つけて申請してとお願いするね」

「ケアマネってどこで見つけるんです？」

「うーん、いろいろな方法があるけれど、シンプルにするならば地域包括支援センターや
訪問介護ステーション、デイサービスに併設する事務所に相談に行ったらどうかな？
概ね中学校の学区単位であるから、そういう目で見ると見つけられやすくなるよ」

第4局

社会制度関連

この一手！ 社会制度関連（障害年金や働く人の健康）の定跡　その六

- ☑ 日本の制度では、会社側が働く人に「クビ」と告げるのはかなりハードルが高いです。

- ☑ 「病気だからといって、突発的に仕事を辞めないでね」と患者さんに声かけすると感謝されます。病気を抱えながらでも仕事は続けられます。

- ☑ 病気と仕事は、両立する時代になってきています。患者さんにはまず自分の会社の就業規則を確認してもらい、病気休暇や傷病手当、後遺症が残ってしまった場合などを確認してもらいましょう。障害年金などもあります。

- ☑ 高齢者でサポートが必要な場合には介護保険の利用も考えます。40〜65歳でもでも介護保険のサポートが使える疾病があることは、知っておいて損はありません。

 コラム

産業医的視点

　本書を読んでいただいている方は臨床現場で活躍している方が多いと思います。世の中には産業医として、産業保健関連で働いている人たちもいますので、職場で高血圧や糖尿病、尿タンパクを見つけられたら良い治療につなげていただきたいです。

　日本には定期健診という素晴らしい制度がありますね。これを活用して、肥満やちょっとした高血圧、ちょっとした耐糖能異常を改善し、禁煙を推進することで動脈硬化をかなり予防できると感じます。

　本書の性格上、どうしても病気になったときのことがメインとなっていますが、まだまだ「予防に勝る治療はない」ため、正しい医学的知識を持った善良な医療関係者がすべての人に健康を提案できるようになってほしいです。

エピローグ

「2回目の腎臓内科の研修無事終わりました。ありがとうございました！」

「古賀先生ありがとうね、なかなか2回も研修をしてくれる人っていないから。こっちも教え甲斐があったよ。ね？　里見先生」

「そうですね。前に来たときよりも成長が見えましたしね。相変わらずな部分もたくさんあったけれど」

「いいじゃない。若いし成長できているんだから。ところで、2回目の腎臓内科だったけれど、何か印象は変わった？」

「はい。そういえばこの間、学生時代の教科書などを整理していたんですが、大学の頃の勉強って病理学がメインだったなと思って。この研修ではそこがなかったのでよかったなぁ〜」

「こーがーせーんせー、病理カンファのとき、いつも寝てたのって誰だっけ？」

「あっ、いや、座ると寝てしまう体質なのかな……」

「病理については、専門医にならないのなら、別にいいんじゃない？　非専門医の到達点に腎病理はいらないと思っているしさ。日常的に腎生検を自分で読んで診療している人って腎臓内科の10％くらいじゃないかな？　レポートを見て病名だけで治療をしている人はたくさんいると思うよ」

「本当ですか!?」

「うん、腎生検ね。あれはあれで奥深い世界だけど。そうだ、この質問をしておこう。腎病理を見て尿タンパクはわかる？」

「わからないですよね。里見先生はわかるんですか？」

「わからないですね」

「じゃあ、年齢は？」

「これも……わからないですね。もしかして里見先生……」

「わからないですね」

「うん。腎病理って、他にも性別、人種などはわからないね。Crは全節性硬化になった糸球体や間質の傷み具合で推測できるけれど、正確にはわからない。まあ、こんな感じで患者さんの臨床的なパラメーターがわからない病理にどれだけこだわるかを考えたほうがいいよ。そもそも微小変化型ネフローゼ症候群みたいに、病理ではほとんど変化がないような病気すらあるからね」

「でも、長澤先生は腎生検が好きですよね」

「好き嫌いでやっているわけじゃないよ、必要だからね」

「そうなんですか？　何でもかんでも腎生検かと」

「いや、一応選んではいるんだよ。そうだね。例えば日本では年間4万人くらいに透析が導入されているよ」

「はい、1位が糖尿病性腎症、2位が腎硬化症、3位がIgA腎症と聞きました」

「IgA腎症は腎生検で診断したとして、糖尿病性、腎硬化症のうち、どのくらいの数が腎生検されていると思う？」

「うーん……。6割くらいでしょうか？」

「いやぁ、そこまではいかない。明確に論文になっていないと思うけれど、どれだけ多く見積もっても半分。おそらく実際には20％程度だと思う」

「そうなんですか？」

「多分ね。僕が関わった艮陵研究[※]でも、腎生検されている患者数は慢性糸球体腎炎で81％、腎硬化症で21％、糖尿病性腎症で25％[1]。こちらのかなり有名な論文[2]でも20〜30％なのよ。ドイツのGCKD研究でもDMで10％強、Non-DMで30％程度なんて話がある[3]」

「意外と少ないですね」

「そうなのよ。で実際に、腎生検で腎硬化症と診断された患者を集めた研究[4]や糖尿病性腎症を集めた研究がある、これ[5-7]は虎ノ門病院の山内真之先生の素晴らしい三部作だね」

「このNDTは読んでいませんでした」

「まあ、こういうことでもっとDMNならHbに注目しようなんてことを考えるわけ。ただ、これらは腎臓内科の専門医の仕事になると思うんだよ。そうなると非専門医は、血圧と尿タンパクだよね」

「なるほど！　三部作って何かかっこいいですよね！」

「(げ、その話はマズい……)」

「実は僕も三部作あるんだよ、腎梗塞の三部作[8-10]！」

「わー、何かすごいっすね！」

「(あおるな、あおるな……)」

「まあ、日本で唯一の腎梗塞の専門家としてね。有病率が低いから、興味がある人が読めばいいんじゃないかな」

「(ホッ)」

「でもさ、三部作って魅惑的だよね。古くはソポクレスの三部作から、ダンテもあるよね、フィガロの三部作はボーマルシェか。夏目漱石も前期後期であるよね。村上春樹も羊三部作がある。プッチーニもある。まあこのあたりの音楽はあまり詳しくないなぁ。細野晴臣のトロピカル三部作もあるし、スティーヴィー・ワンダーも "Talking Book"、"Innervisions"、"Fullfillingness' First Finale" が三部作だね、ただこのあとの"Key of Life" が良すぎてね、三部作と呼んでいいのか悩む。映画でも多いよねえ。フェデリコ・フェリーニのローマ三部作、アッバス・キアロスタミの三部作。ゴッドファーザーも素晴らしい三部作だよね」

※宮城県内の腎臓内科専門外来11施設に通院中の患者を対象とした慢性腎臓病（CKD）コホート研究。

「あの……」

「そうだ、里見先生も観たって言っていた、ホビットやインディー・ジョーンズ、レクター博士、ジェイソン・ボーンなんかも三部作だよね！　マトリックスの三部作は何回も見直しているよ。2021年末にマトリックスレザレクションズが公開されて、これは三部作の続編だったね。この後さらにまだ続くのかなぁ……。まぁもうならない気がする。そうなると最高峰はスターウォーズかな。三部作×3だからね、このスケールはなかなかないでしょう」

「（マッタクツイテイケナイ）」

「先生の三部作への情熱はよくわかりましたが、あの……一応というか、これは腎臓内科の本ですから、いくらエピローグとはいえ、全く関係ない話で終わるのはマズいんじゃないでしょうか？」

「おおっ、それはそうだね。前の本でも聞いたけれどベタな質問をしておこう。古賀先生、今回の腎臓内科はどうだった？」

「患者さんを良くするためには、薬の知識だけではダメということがわかりました。生活指導や社会資源の活用などが必要だなと」

「おおー、前回の"結構面白かった"という感想から、ずいぶん成長したね！　ここに加えて、さらに病気の自然歴なんかを知っておくと、より診療に厚みが増すよ。前の本の"はじめに"にも書いたけれど、"どの病態にどのような薬を使うか"が大事で、さらにうまくなるためには"どの病態に**どのタイミングで**どのような薬を使うか"という要素が入ってくるんだ、IgA腎症などの腎生検のタイミングとかね。まあ、それを知っておくと患者さんの仕事や家庭の都合を最大限融通できたり、シャントの作成のタイミングなどをはかれたりできるよ」

「先生はどうやって勉強されたんですか？」

「教科書をしっかり読んで、あとは実際に患者さんをしっかり診療して……だね」

「ガイドラインは？」

「もちろん重要だよ。ただ、ガイドラインの作り方からいうと、"どちらの薬がよいか？"という介入試験の話がメインになるから、診断やどのタイミングでその治療を行うかは実際の経験のほうが大事だと思うよ」

「いろいろあるんですね」

「まあ、プロってそういう感じで仕事をするのよ。他に聞きたいことはある？」

「前の本も、この本も透析のことが書かれていないので教えてほしいです」

「ええっ！　そんなに興味あるの？？　この『誰も教えてくれなかった血液透析の進め方教えます』（羊土社、2019）は読んだ？」

「はい、一通り読みました。ただ、導入のタイミングとかAKIに対する血液浄化のこととか、カンファする話があまり書いていないのと……」

「もう発売されてから3年くらい経っているので、もっと最新の知識を知りたいなぁと……」

「なるほどね。勉強熱心でいいことだねえ。打ち上げを兼ねて、編集部とも相談しよう」

「はい！」

「最後に付け加えるならば、薬物療法と今回の本の"非薬物療法"の部分は診療の両翼だから、バランスよく知っておく必要があるね。いつも言うけれど、簡単な本を7回読んで自分のものにすることが大事。実際の診療ではこういうのがパッと引き出せないと仕事が回らないからね。また、このメンツで集まれるといいね〜」

参考文献

1）Yamamoto T, et al. Relationship between low blood pressure and renal/cardiovascular outcomes in Japanese patients with chronic kidney disease under nephrologist care: the Gonryo study. Clin Exp Nephrol. 2015; 19: 878-886.

2）Abe M, et al. Comparison of clinical trajectories before initiation of renal replacement therapy between diabetic nephropathy and nephrosclerosis on the KDIGO guidelines heat map. J Diabetes Res. 2016; 2016: 5374746.

3）Titze S, et al; GCKD study investigators. Disease burden and risk profile in referred patients with moderate chronic kidney disease: composition of the German Chronic Kidney Disease (GCKD) cohort. Nephrol Dial Transplant. 2015; 30: 441-451.

4）Yamanouchi M, et al. Clinicopathological predictors for progression of chronic kidney disease in nephrosclerosis: A biopsy-based cohort study. Nephrol Dial Transplant. 2019; 34: 1182-1188.

5）Yamanouchi M, et al. Value of adding the renal pathological score to the kidney failure risk equation in advanced diabetic nephropathy. PLoS One. 2018; 13: e0190930.

6）Yamanouchi M, et al; Research group of diabetic nephropathy, the ministry of health, labour and welfare, and the Japan agency for medical research and development. Nonproteinuric versus proteinuric phenotypes in diabetic kidney disease: A propensity score-matched analysis of a nationwide, biopsy-based Cohort study. Diabetes Care. 2019; 42: 891-902.

7）Yamanouchi M, et al; Research group of diabetic nephropathy, the ministry of health, labour and welfare, and the Japan agency for medical research and development. Serum hemoglobin concentration, as a reflection of renal fibrosis, and risk of renal decline in early-stages of diabetic kidney disease: a nationwide, biopsy-based cohort study. Nephrol Dial Transplant. 2021: gfab185.

8）Nagasawa T, et al. A case series of acute renal infarction at a single center in Japan. Clin Exp Nephrol. 2016; 20: 411-415.

9）Kagaya S, et al. Renal infarct volume and renal function decline in acute and chronic phases. Clin Exp Nephrol. 2017; 21: 1030-1034.

10）Kagaya S, et al. The size of the renal artery orifice contributes to laterality of acute renal infarction. Clin Exp Nephrol. 2018; 22: 1128-1132.

むすびに

　本書を読んでいただき感謝申し上げます。いかがだったでしょうか?

　他の腎臓内科の本であるような「糸球体や尿細管の絵」はなく、臨床に役に立つ部分にフォーカスして書いてみました。

　臨床をうまく行っていくためには様々な要素が必要です。前作の『薬物療法の定跡』はもちろんですが、本書で書いたような栄養や運動などの要素も非常に重要ですし、お金の問題もあります。上手な臨床医はこれらの要素の掛け合わせに長けていることが多い印象です。

　本書で医療制度などについて書いてあるところは不思議に思われるかもしれませんが、日本の保険制度を熟知しておくことは、診療を行ううえで大事だと思います(患者さんに使える医療制度のことを紹介すると非常に感謝されることが多い経験を踏まえてです)。病院に勤めてる方もこの制度を熟知することで利益が増える第一歩となります。

　医療制度は2年に1回の診療報酬改定や法律で変わっていきますが、本書をベースにぜひ興味を持ってアップデートしていただければと思います。

　本を娯楽的に読んでいただくのは非常に嬉しいですが、厳しいことを言うならば、医師においては、ぜひこれらを土台にして今日診る患者さん一人一人に実践していただきたいものです。そして、どんどん積み重なるエビデンスを取り入れて診療してほしいと思います。

　「もう歳だから、新しい知識はちょっと……」という方は、「あなたが提供している医療はあなたが受けたい医療か?」を自身に問いかけてみてはいかがでしょうか。そして、医師を志した初心を思い出していただければと思います。医師がちょっと良い治療を提案しようと一歩踏み出すだけで、それをサポートしてくれる看護師、薬剤師、行政などのスタッフに山ほど出会えるようになります。

　前回の本で「腎臓内科に必要なことは6割」とむすびに書きましたが、今回のことで2割程度上乗せできると思います。残りの部分は日常診療で磨き上げてください。

　最近よく聞かれる質問は「なぜ7回読んでくださいと書いてあるのですか?」です。理由は簡単。不思議ではありますが、7回読むと自分の血肉となるからです。1回や2回では気づかない部分が4、5回と読むと、自分のものになっていき、7回以上読むと「この本、自分と同じことを言っている」となります。私も本を書くにあたって、昔読んだ本を引っ張り出しましたが、自分の意見だと思っていたものの多くが本から学んだことでした。

　お金に制約もある若者も多いでしょうから、ぜひ1冊の本を繰り返し読んでみることをオススメします(本書に限りません)。

　最後になりましたが、おわりまでお付き合いいただき心より感謝申し上げます。

2022年2月

長澤　将

索引

著者プロフィール

長澤 将（ながさわ たすく）
東北大学病院 腎・高血圧・内分泌科

　新潟県新潟市生まれ、宮城県仙台市育ち（お酒を覚えたのが仙台なので、仙台出身としている。母のルーツが山形県鶴岡市、父は九州にルーツがあるらしい）。

　宮城県仙台二高卒、2003年東北大学医学部卒業。古川市立病院（現大崎市民病院）で初期研修後、仙台社会保険病院（現 JCHO 仙台病院）で後期研修（当時は専攻医という言葉がなかった）、東北大学医学部大学院修了（在学中に Medical College of Wisconsin へ留学）、2012年から2018年まで石巻赤十字病院、2018年より東北大学腎高血圧内分泌科（2022年3月より腎膠内と名称が変更された）。

　大学病院に所属して本を書いているため、ものすごく真面目でアカデミックな人と誤解されるが、美味しいものと音楽、本と映画が好きなどちらかというと趣味人寄り。下手だけどギター、ウクレレを弾く。料理も好き。「アウトドアが好きそうですね」と言われることが多いが、「あんなシビアな火加減で美味しい料理を作るのが難しい！」という理由でインドア派。

　嫌いなものは、人のお金だと思うと高いワインやお酒を飲む人、足の多い節足動物。

　座右の銘は「おもしろきこともなき世をおもしろく、住みなすものは心なりけり」※。高校時代に読んだ、司馬遼太郎の『世に棲む日日』で感銘を受けてからずっとこれが座右の銘。

　目指すものは骨太の内科。手も足も動く内科医や腎臓内科医を育てていきたいのが目下の目標。

Twitter でも情報収集＆発信→長澤将（腎臓内科医）@RealTNagasawa

美味しいものあれば DM で教えてください！　ぶらりと食べ行きます。

※この句自体は、上の句は高杉晋作、下の句は野村望東尼が詠んだといわれています。

この局面にこの一手！　Dr.長澤直伝！　腎臓病患者マネジメントの定跡

2022年4月30日　　第1版第1刷 ©

著者 ……………………… 長澤将　NAGASAWA, Tasuku
発行者 …………………… 宇山閑文
発行所 …………………… 株式会社金芳堂
　　　　　　　　　　　　〒606-8425 京都市左京区鹿ケ谷西寺ノ前町34 番地
　　　　　　　　　　　　振替　01030-1-15605
　　　　　　　　　　　　電話　075-751-1111（代）
　　　　　　　　　　　　https://www.kinpodo-pub.co.jp/
デザイン ………………… naji design
印刷・製本 ……………… モリモト印刷株式会社

落丁・乱丁本は直接小社へお送りください. お取替え致します.

Printed in Japan
ISBN978-4-7653-1902-7